JN430412

최봉균 원장의

양악수술·안면윤곽

(사각턱, 광대, 턱끝수술)

이야기

무한

최봉균 원장의

양악수술·
안면윤곽
(사각턱, 광대, 턱끝수술)
이야기

TWO-JAW
FACIAL
CONTOUR

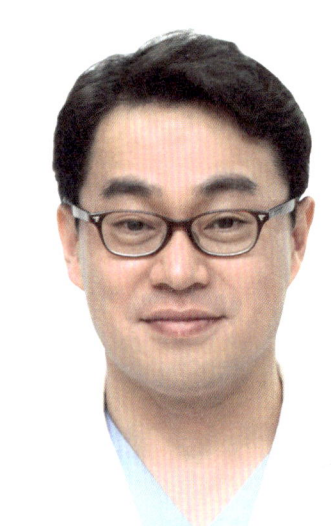

최
봉
균

지음

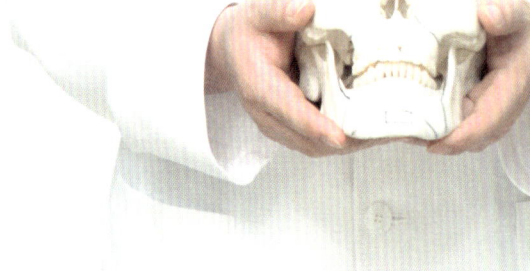

무한

어느 나른한 일요일 오후,

휴대폰이 울렸다.

압구정에서 성형외과를 크게 하고 있는 지인에게 온 전화였다. 오랜만에 목소리를 들은 터라 무슨 일인 줄도 모르고 그저 반가운 마음에 압구정역 스타벅스로 향했다.

짧은 인사 후에 그는 바로 '돌출입수술' 방법을 내게 물어보았다. 그 역시 성형외과 전문의이기 때문에 대만에서 얼굴뼈수술에 대한 연수를 받고 돌아온 나의 수술 방법이 궁금했을 거라는 단순한 생각에 내가 아는 지식을 거리낌 없이 알려주었다.

한 시간이 넘도록 돌출입수술 방법에 대한 설명을 듣고 난 후 지인이 입을 열었다.

"사실, 나 내일 돌출입수술이 잡혀 있어."

"……"

순간 머릿속이 하얗게 변했다. 그는 돌출입수술을 한 번도 본 적이 없다고 했다. 본 적이 없으니 해보았을 리 만무하다. 그가 일요일 오후에 다급하게 필자를 불러낸 이유가 이제야 이해가 된 것이다.

다음 날 환자가 너무 걱정된 나머지 그에게 전화를 하니 수술은 예정대로 직접 집도하였고, 수술은 무사히 끝났으나 입이 잘 들어가지 않은 것 같다고 했다. 돌출된 입을 집어넣는 수술인데, 입이 들어가지 않았다는 것은 또 무슨 말인가!

그가 운영하는 병원의 홈페이지에 들어가 보았다. 심지어 양악수술, 돌출입수술 전문병원이었다. 물론 그는 양악수술과 돌출입수술을 포함한 얼굴뼈수술 전문의로 소개되어 있었다. 설명만 듣고 한 돌출입수술도 문제지만 양악수술은 또 어떻게 하려고 했을까? 이 모든 상황이 이해가 되지 않았고, 나에게는 상식 밖의 일이었다.

성형외과라는 학문 자체가 외과학 중에서도 매우 특수한 학문인데, 이 중에서도 얼굴뼈수술은 더욱 특수한 분야로 외국의 경우 얼굴뼈수술 전문수련병원에서 힘든 수련 과정을 겪어야만 감히 실행할 수 있는 수술로 인식되어 있다.

그런데 안타깝게도 얼굴뼈수술 특히, 양악수술 전문수련기관이 우리나라에는 없다. 그래서 필자는 대만 장경기념병원의 Craniofacial Center에서 1년간 정규 International Fellowship 과정을 마치고 귀국 후 개원가에 몸담고 있다.

전문병원에서 수련을 마치고 한국에 돌아왔을 때 각종 매체에 도배된 성형수술에 관한 허위광고, 과장광고에 놀랐고, 잘못된 의학상식 등을 사실로 믿고 있는 환자들을 만날 때마다 또 한 번 놀라지 않을 수 없었다.

타 병원에서 돌출입수술을 받은 환자 한 분은 재수술을 위해 필자를 찾아왔는데, 앞니 4개가 괴사 되었음에도 불구하고 정작 환자는 앞니 괴사에 대해 전혀 묻거나 언급하지 않았다.

이에 내가 먼저 앞니 4개가 괴사하게 된 상황을 물으니 환자는 '돌출입수술을 받으면 당연히 괴사가 되는 것으로 알고 있다'며 마치 자신의 치아가 아닌 것 마냥 태연하게 이야기하는 것이 당황스러웠다. 수술 집도의에게서 그렇게 들었다는 것이다.

이런 말도 되지 않는, 웃음도 나오지 않는 상황들 속에서 어떻게 하면 제대로 된 의학지식, 아니 적어도 내 전공인 얼굴뼈수술만이라도 제대로 된 지식을 알려줄 수 없을까 하는 생각에서 시작한 것이 바로 필자의 블로그인 '최봉균의 얼굴뼈이야기(http://blog.naver.com/goodprofile)'이다.

그동안 나름대로 제대로 검증된 성형수술, 그중에서도 얼굴뼈수술에 관련된 지식을 진실되게 말씀드리려 애써왔다. 그래서인지 또 많은 환자분들께서 필자의 블로그로 인해 많은 깨달음과 도움을 받고 감사의 말씀과 응원을 오랜 시간이 지난 지금까지도 보내주고 계신다.

그 뜻에 부응하고자 바쁜 시간을 쪼개 직접 하나하나 인터넷에 글을 쓰다 보니 어느덧 블로그 글의 양이 많아졌고, 주변의 환자분들과 지인들로부터 유익한 컨텐츠를 보다 많은 사람들이 접하고 볼 수 있도록 책으로 출간을 하면 어떻겠냐는 권유를 계속 받아오다 드디어 이렇게 출간하게 되었다.

책이 나와도 필자의 블로그인 '최봉균의 얼굴뼈이야기'는 꾸준히 이어나갈 생각이다. 다만, 최근 유행하는 약식 수술 방법의 문제점이나 부작용 등을 직설적으로 블로그에 게시하다 보니 경쟁 병원에서 행정기관을 통해 민원을 제기하는 경우가 많아 현재 필자 블로그의 대부분은 소위 '서로이웃추가'를 해야만 읽을 수 있다.

그럼에도 불구하고 원칙을 지킨 수술 방법, 제대로 된 수술 방법, 검증된 수술 방법, 교과서에 나오는 수술 방법들을 알리고 이야기할 생각이다. 필자의 주된 진료영역인 안면윤곽수술과 양악수술에 관한 이야기도 여력이 되는 한 지속될 것이다.

이 책을 읽고 단 한 명의 환자라도 잘못된 수술이나 말도 되지 않는 부작용으로 고생하는 일이 없어진다면 긴 시간 블로그에, 또 책을 쓰기 위해 고생했던 날들이 충분히 보람된 시간으로 남을 것 같다.

2016. 9. 16
CBK성형외과 대표원장
최봉균(성형외과 전문의)

Facial bone contouring and orthognathic surgery is not only face-changing. It can be life-changing. In my opinion, facial bone surgery is the most powerful tool in the plastic surgery armamentarium that can enhance a person's face.

The foundational construct of the face, or its bony architecture, creates the platform on which your face rests.

Without addressing this bony foundation and creating a balanced and harmonious relationship between the upper, middle and lower portions of your facial skeleton, no amount of external work such as blepharo-plasty or rhinoplasty can give a wholly pleasing face.

Your face forms your identity, and how it appears not only affects your self perception but self confidence. It can also extend to a far reaching impact on your social interaction and relationships. Your face can create greater opportunities in work and in life.

Dr. Bong-Kyoon Choi is a master at his craft. Through the many years that I have known him, I have come to admire 'BK' for his timeless dedication to his art, his caring mannerism with his patients, and the mentorship that he has established with countless other surgeons who look to learn from his experience.

Dr. Choi has chosen to focus his work solely on facial bone surgery.

In doing so, it has enabled him the opportunity to refine his skills and to perform facial bone surgery to the highest level – safely, and with predictable outcomes.

Each patient who presents for facial bone surgery will be unique, and a customised plan is essential to achieve the best possible outcome. X-rays, calculations, and formulas are all important contributions toward planning facial bone surgery. The most important factor, however, resides in the surgeon's 'aesthetic eye' to be able to define what is beautiful. Like a true artist, Dr. BK Choi possesses both the eye to see what is beautiful and the hands to create it.

I congratulate Dr. BK Choi on this timely book. It presents the commonly performed facial bone surgeries in an easy-to-understand manner. A thorough understanding of what the surgery entails, including pre-operative preparation, post-operative recovery, and potential risks and complications, is vital to a patient's assurance and confidence in preparing to undertake facial bone surgery.

I sincerely hope that you will enjoy the information presented in this book.

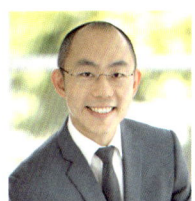

Dr. Raymond Goh
Plastic Surgeon

Valley Plastic Surgery
51 Ballow Street, Fortitude Valley Queensland. 4007. Australia.

I have known BK Choi for many years now.

It all started in Taiwan, at Chang Gung Memorial Hospital, where we were craniofacial fellows in 2008. Those were days and nights of hard work in the operating theatre, but also an unforgettable time as BK is not just a brilliant surgeon but an amazing colleague to work with.

I worked closely with him and I had the privilege to see how much passion and dedication he puts in his work and how much care and sympathy he has for his patients.

He is able to give an extreme attention to details without losing perspective and vision of the bigger picture and the final result. In a complex situation he is able to evaluate pros and cons in the process to make a balanced judgment and the right decision.

He is excellent member of the team as well as a very good leader and a great teacher for the juniors. Not only he dedicates enormous amount of time to surgical activity, he still finds energy and time for research and scientific papers and texbooks.

BK is a great surgeon, who has been trained in one of the best cranio-facial centre in the world and is always committed to refine and improve his expertise, constantly aiming for perfection.

Most important, he is a great friend across time and distance!

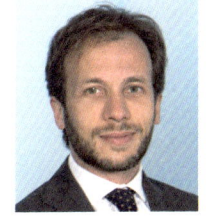

Francesco M.G. Riva
Plastic Surgeon

Degree in Medicine
Specialist in Cranio Maxillo Facial Surgery
The Royal Marsden Hospital, London UK

崔凤钧院长是韩国CBK整形医院的院长，同时也是我多年的好友。
早在十一年前，当时韩国整形对于中国医师和求美者来说
都还比较神秘，我作为访问医生去到韩国最负盛名的延世大学学习，
我和崔凤钧院长就结识在那里。当时他是总住院医师，
负责所有的手术安排，协助教授带领住院医师完成绝大多数手术，
并且还要负责病历资料总结和讨论。
令人印象深刻的还有他参与组织了当年度的专科解剖培训，
他当年就给我留下了务实、勤勉的印象。
回国后我们一直保持着联系，他先后去到美国和台湾进行专科研修，
并且在颅颌面外科崭露头角。
作为整形外科医生都知道，颅颌面外科是整个整形修复重建
领域成长周期最长、难度最大的亚专科，
但是崔凤钧院长乐在其中，他把大部分的时间都花在了深度的
专业学习和提高当中，由于深厚的专业功底、开阔的国际化视
野和仁爱的精神，他成长为韩国著名的颅颌面外科医生，
经常参与韩国整形节目录制，并且韩国小姐总决选也特邀
他作为专业评委。
在繁忙的临床工作中，他养成了一种很好的习惯，
把他的专业理解和临床案例分析都总结成文发表在他的博客里。

这一习惯坚持了多年，有很多颅颌面畸形的患者从中受益。

为了更好的服务颅颌面畸形的患者，崔凤钧院长这次以他的专业博客内容为基础，准备出版一部专著，这本专著仍然面向患者，高举科普的旗帜，践行服务的理念，将颅颌面外科生涩的专业知识用大家喜闻乐见的方式娓娓道来，实乃颅颌面畸形患者和对这方面有兴趣的青年医生之幸事。

受崔凤钧院长之邀，我有幸为此书写序，应该说能够把这样一本融合科学和趣味，专业和科普的专著推荐给大家，也是我的追求。希望这样一本书，能够给韩国的，中国的甚至是世界的颅颌面畸形患者和有志于此道的年轻医生带来更平易的视角，带来更专业的关怀。

是的，专业的关怀，相信你们一定能从中感受到崔凤钧院长的情怀。

说到这里，我都等不及了呢，什么时候才能拿到那本有崔凤钧院长签名的带着书香的专著呢？是为序。

吴东辉医学博士
于湖南长沙希美医疗美容医院

최봉균 원장은 나의 오랜 친구다.

11년 전 나는 한국 최고의 명성을 지닌 연세대학교 의과대학을 방문하게 되었으며, 그곳에서 최봉균 원장을 만나게 되었다. 그는 중국 의사들에게 신비로움 그 자체였다.

당시 최봉균 원장은 책임 레지던트로서 모든 수술을 담당하였고, 교수님을 도와 레지던트 의사들을 이끌면서 대부분 수술을 진행하였으며, 환자 차트 검토 및 토론을 총괄하였다. 내가 연세대학교에서 연수를 받던 그해 최봉균 원장이 보여준 프로정신과 근면함은 지금까지도 나의 머리 속에 인상 깊게 자리매김하고 있다.

중국으로 귀국한 후에도 그와 연락을 계속 이어오고 있다. 그는 그 사이 미국과 대만을 방문하여 연수를 했고, 두개악안면외과(craniomaxil-lofacial surgery) 분야에서 두각을 나타내고 있다. 두개악안면외과는 전체 성형재건(reconstruction) 영역에서 역사가 깊고, 난이도가 가장 높은 분야에 속한다. 하지만 최 원장은 지속적으로 연구를 하고, 그 속에서 즐거움을 발견하고 대부분의 시간을 전공 심화 학습에 투자하면서 자신의 능력을 꾸준히 키워왔다.

　이 책은 두개악안면외과의 생소한 의학 전문지식을 대중들이 쉽게 받아들일 수 있도록 설명되어 있다. 이는 얼굴뼈수술이 필요한 환자와 이 영역에 관심이 있는 청년 의사들에게 매우 반가운 소식이다. 이 책의 추천사를 쓰게 되어 영광스럽다.

　또한 이 책처럼 전문적이며 의학적인 내용을 대중들에게 쉽게 전달하는 것은 나 역시 원하는 바다. 우수한 한 권의 책이 한국과 중국을 막론하고 전 세계 얼굴뼈수술이 필요한 환자들과 최봉균 원장과 같은 포부를 지닌 청년 의사들에게 도움이 되었으면 하는 바람이다. 독자들 역시 이 책을 통해 최봉균 원장이 환자를 배려하는 마음을 느낄 수 있을 것이라 믿는다.

　추천사를 쓰는 지금도, 최봉균 원장의 친필 사인이 담긴 책을 언제쯤 받을 수 있을지 무척 기대가 된다.

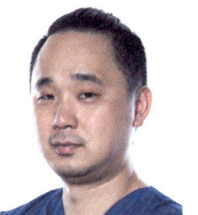

우둥후이(오동휘, Wu Donghui)
의학박사

중국 창사시메이(沙希美) 성형외과

Contents

• • • •

3부   안면윤곽수술

Chapter 01.   한국인의 얼굴형 콤플렉스

Chapter 02.   다양한 안면윤곽수술, 나에게 맞는 수술은?

Chapter 03.   안면윤곽수술의 부작용과 재수술

4부   실패 없는 얼굴뼈수술

1부
· · ·
성형 후
삶이 고통이
되어버린 이들

사각턱수술 후
제 삶은
엉망이 되었습니다

첫 장을 가슴 아픈 이야기로 시작하는 이유는 이 책을 쓰게 된 이유와 같습니다. 수술을 집도하는 의사도 성형수술을 생각하는 환자도 성형수술에 대한 올바른 기준 없이 수술을 계획하고 수술 시 반드시 지켜야 하는 원칙을 제대로 지키지 않으면, 한 사람의 인생을 송두리째 흔들 만큼 심각한 결과를 초래할 수 있다는 것을 알려드리기 위함입니다.

모든 수술은 어느 정도의 부작용이 발생할 수 있습니다. 그러나 지금부터 해드릴 이야기는 환자가 감내할 수 있는 부작용의 정도를 넘어, 있을 수도 없는 일이며 다시 일어나서도 안 되는 일입니다.

10년 전 지방에서 사각턱수술과 광대축소술을 받은 A환자는 그 이후 지속적으로 목이 아파서 내과와 이비인후과를 전전했지만 통증의 원인을 찾지 못했습니다. 그러다 우연히 치과에서 엑스레이 촬영을 통해 이상한 물체가 턱쪽에서 발견되었고, 문제를 해결하기 위해 저를 찾아왔습니다.

A환자의 엑스레이 사진을 보면 엄지손톱 크기의 동그란 물체가 보입니다. 이것이 무엇일까요?

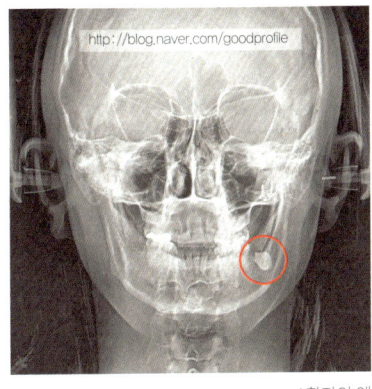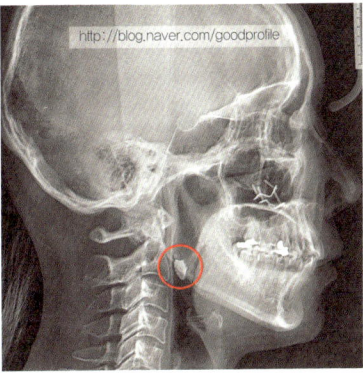

A환자의 엑스레이 사진

바로 수술용 톱날입니다.

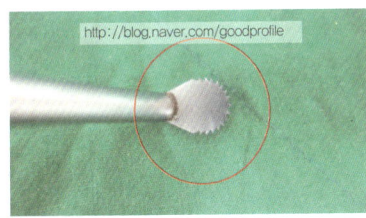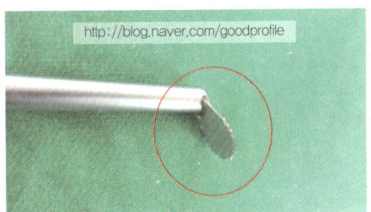

사각턱수술 시 사용하는 크기 15mm의 톱날로 수술 당시 톱날이 부러져서 10년간 A환자의 목 주변에 남겨져 있었던 것입니다. A환자는 톱날이 얼굴에 박힌 채 10년간 이유도 모르고 목의 통증을 앓아온 것입니다.

사각턱수술 시 단단한 턱을 절골하는 과정에서 가끔 톱날이 부러지는 일이 발생하기도 합니다. 그러나 부러진 톱날은 반드시 제거해야 합니다. 다행히 수술로 톱날을 제거했지만 A환자가 10년간 고통받은 세월은

되돌릴 수 없는 안타까운 시간입니다.

그러나 A환자보다 더 안타까운 일도 있습니다. 평생을 얼굴에 감각을 느끼지 못하고 살아야 하는 B환자의 사연입니다. 모 병원에서 사각턱수술을 받은 B환자는 입술은 물론 아래턱에 전혀 감각이 없습니다. 식사를 하다 턱에 음식이 묻거나 침을 흘려도 느끼지 못합니다.

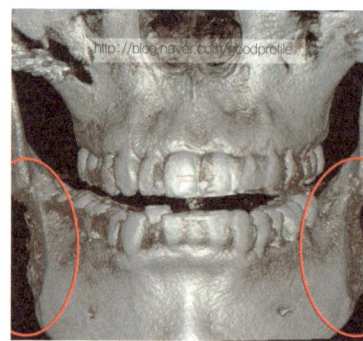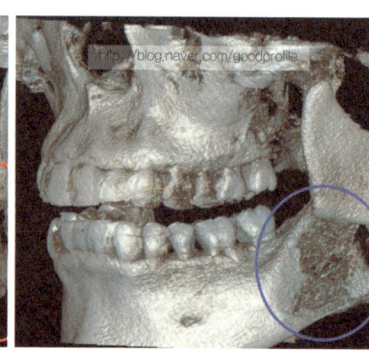

B환자의 CT 사진

B환자의 CT 사진입니다. 사각턱수술 시 정면 효과를 높이기 위해 턱뼈의 바깥부분을 얇게 포를 뜨듯 '피질 절골술'을 합니다. 우리 뼈를 해부학적으로 살펴보면 모든 뼈의 가장자리를 둘러싸고 있는 피질이라는 부분과 이러한 피질로 둘러 쌓인 수질이라는 부분으로 구성되어 있습니다. 그런데 피질은 딱딱한 부분으로 두께가 약 3~4mm밖에 되지 않습니다.

즉 절골할 수 있는 부분이 3~4mm밖에 안 된다는 얘기지요. 왜냐하면 피질의 안쪽에 존재하는 수질이라는 부분에는 아래턱뼈의 경우 '하치조신경'이 지나갑니다.

그런데 이러한 해부학적인 원칙을 지키지 않고 좀 더 나은 효과를 얻기 위해 뼈를 너무 많이 잘라내어 뼈가 움푹 패였고, 아래턱 치아들과 잇몸, 아래 입술 주변의 감각을 담당하는 하치조신경이 양측 모두 절단되어 있는 상태입니다. B환자의 수평단면 CT 사진(아래)을 보아도 피질 절골선(빨간선)에 의해 신경(파란선)이 잘려나가 있습니다.

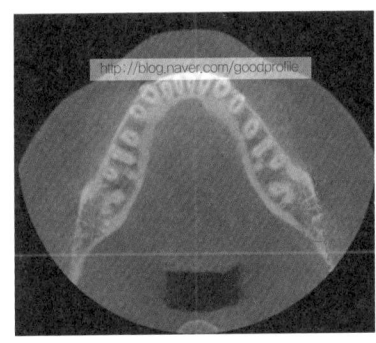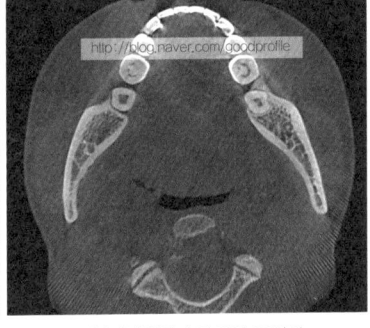

B환자의 얼굴 수평 단면 CT 사진   일반인의 얼굴 수평 단면 CT 사진

사각턱수술을 할 때는 반드시 수술 전 검사를 통해 신경선의 위치를 파악해 이를 피해서 수술 계획을 세워야 합니다. 신경선이 낮게 위치해 있다면 신경선을 잘라내는 것이 아니라 절골량을 줄여야 하는 것입니다.

그리고 턱 아래쪽으로 곡선을 그리는 신경을 피하려면 절골 역시 직선이 아닌 신경 아래 부위에서 긴곡선 모양으로 절골이 되어야 합니다.

긴곡선 절골 없이 피질 절골만 하는 경우는 안면윤곽 전문의가 아닌 경우에 주로 하는 방식으로 술기 자체는 쉽지만, 효과가 적을 뿐 아니라 환자에게는 돌이킬 수 없는 치명적인 부작용이 생길 수 있습니다. 긴곡선 절골술 없이 피질 절골술만 하는 경우 드라마틱한 효과가 나타나지 않기 때문에 욕심을 내어 이렇게 과절제를 하게 되고 이로 인해 신경이 같이 절단되어 잘려나가 버린 것입니다.

신경이 조금이라도 남아있으면 괜찮지 않을까라고 생각할 수도 있지만, 신경은 잘리면 남아있는 부분과 상관없이 감각이 없어집니다.

우리 몸의 신경은 절단이 되면 절단된 부분의 원위부(먼 곳의 연결되어 있는 신경까지)가 모두 퇴화되어 버립니다. 즉, 신경으로서의 기능이 없어진다는 얘기입니다. B환자는 평생 얼굴 일부분에 감각을 느낄 수 없습니다.

'어처구니가 없다'는 우리말이 있습니다. 어처구니는 '맷돌을 돌리는 나무막대로 된 손잡이'를 이르는 말로 어처구니 없이 맷돌을 돌리는 것처럼 터무니없고 납득하기 힘든 일을 보았을 때 주로 쓰입니다.

A와 B환자의 사례는 그야말로 '어처구니가 없는 일'입니다. 의사로서의 양심을 저버리는 일이며, 두 사례 모두 원칙대로 수술한다면 절대 생길 수 없는 일인 것입니다.

광대축소술 후
세상에 이런 일이

TV는 즐겨 보지 않지만 〈세상에 이런 일이〉라는 프로그램을 본 적이 있습니다. 워낙 장수 프로그램이기도 하고 흔치 않은 일들, 납득하기 힘든 일들을 볼 때마다 신기하기도 하고요.

그러나 타 병원에서 성형수술 후 불만족이나 부작용으로 저희 병원을 찾아오는 환자들을 상담하다 보면 그 프로그램에 나오는 사연보다 더 믿을 수 없는 일들이 많습니다.

C환자는 4년 전에 강남의 모 성형외과에서 광대축소술을 받았는데 부작용으로 볼처짐과 오른쪽 광대에 통증이 느껴져 재수술을 위해 내원했습니다. 볼처짐은 생겨서는 안 되지만 수술 시 고정을 제대로 하지 않을 경우 흔히 나타나기도 합니다. 그런데 일 년에 두세 차례씩 오른쪽 광대에서만 통증이 느껴지는 것은 이해하기 힘든 부분이었습니다.

일단 세팔로메트리와 워터스뷰를 찍어 보았습니다. 생각했던 대로 환자는 광대축소술을 받을 때 고정을 하지 않아 뼈가 벌어지고 아래로 축 처져 있었습니다. 전형적인 광대축소술의 부작용인 뼈 불유합과 이로 인한 볼처짐을 가지고 있었습니다. 그런데 그게 전부가 아니었습니다.

세팔로메트리와 워터스뷰 사진 속에 금속성 물질이 보입니다.

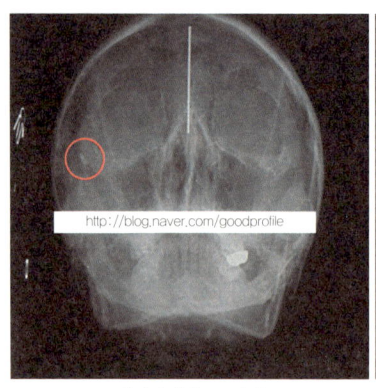 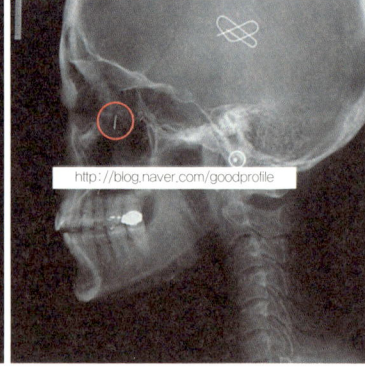

C환자의 워터스뷰 사진	C환자의 세팔로메트리

이것이 무엇일까요?

바로 광대축소술 시 사용하는 톱날 앞부분이 부러져 뼈에 박혀 있는 것입니다.

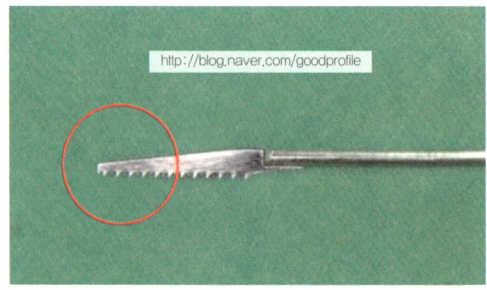

광대축소술 시 사용하는 톱날

무려 4년 동안이나 광대뼈가 톱날을 고이(?) 품고 있었던 것입니다.

부작용이 생길 수 밖에 없지요. 광대축소술 시 사용하는 톱날의 소재는 스테인리스입니다. 이는 수술 시 광대를 고정하는 나사의 성분인 티타늄과는 특성이 달라 우리 몸 안에 오랜 기간 있으면 언젠가는 말썽을 일으킬 소지가 있습니다. 환자가 일 년에 두세 차례 광대쪽에 심한 통증을 느꼈던 이유도 부러진 톱날로 인해 주변부에 염증이 생겼던 것입니다.

수술 중 도구가 부러지는 일은 베테랑 의사에게도 종종 일어나는 일입니다. 특히 딱딱한 뼈를 다루는 수술에서는 빈도가 더 잦습니다. 전 세계 얼굴뼈수술 분야에서 내노라는 실력을 가진 저희 스승님도 수술 중 도구가 부러진 경험을 들려주신 적이 있습니다.

대만 장경기념병원(Chang Gung Memorial Hospital)의 Dr. Lo Lun-Jou 교수님께서 젊었던 시절, 양악수술을 하면서 아래턱을 고정하던 중 나사를 박기 위해 구멍을 뚫는 드릴의 끝부분이 부러지면서 아래턱의 뼈 속에 박혔습니다. 당시 제거하기도 힘들지만 설마 무슨 일이 있을까 하는 마음에 그냥 두고 수술을 마무리했는데, 끝내 그 부위에 염증이 생긴 것입니다.

아프리카에 있던 환자는 현지 병원에서 수술 부위에 도구의 일부분이 남아있다는 사실을 알게 되었고, 그 사실을 진단한 의사는 환자에게 수술한 의사를 고소하라고 했다더군요. 다행히 Dr. Lo는 당시에도 환자들에게 워낙 신망이 두터웠던 터라 환자는 다시 내원해 제거 수술을 받고 잘 해결이 되었습니다. 교수님은 저에게 이 에피소드를 들려주시며

수술기구 등이 부러지면 반드시 제거를 해야 한다는 것을 강조 또 강조하셨지요.

제가 모 성형외과에서 봉직의로 근무할 때에도 겪은 일입니다. 코 성형을 잘하시기로 소문난 모 원장님이 코 성형수술 중 코뼈 절골을 하다 절골기구가 코뼈 속 깊숙한 곳에서 부러졌습니다. 그런데 그 원장님은 파편이 너무 깊이 박혀 제거하기 어렵다며 부러진 기구를 코뼈 속에 두고 나오는 것이었습니다. 제가 반드시 제거를 해야 한다고 주장하였지만 괜찮다며 그냥 놔두고 수술을 마치는데 환자가 너무 걱정이 되더군요.

안면윤곽수술을 집도하는 의료진의 수술 경험이 부족할 수는 있습니다. 경험이라는 것은 하루 아침에 쌓을 수 있는 것이 아니니까요.

그러나 이런 경우는 의사의 경험 부족 탓이 아닙니다. 환자의 건강과 생명을 가장 중요하게 생각해야 할 의사의 본분을 망각한 것입니다. 〈세상에 이런 일이〉에 나오는 에피소드보다 더 황당한 상식 밖의 일입니다.

C환자의 사연 못지않게 황당한 일은 또 있습니다. 광대축소술로 계란형 얼굴을 얻었지만 소중한 눈을 잃을 뻔했던 D환자의 이야기입니다. 이분 역시 타 병원에서 수술을 받은 후 결과가 만족스럽지 않아 재수술을 위해 내원했습니다.

뼈수술의 가장 기본인 엑스레이부터 찍어 보았습니다.

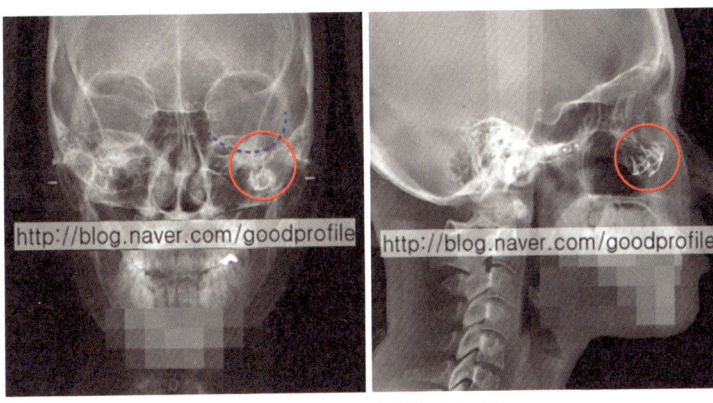

D환자의 엑스레이 사진 정면과 우측면

수술받은 광대는 큰 문제없이 고정이 잘되었습니다. 그런데 절골한 광대뼈를 고정하는 나사가 눈동자를 찌르기 직전입니다. 사진에서 파란점선은 눈동자를 감싸는 안와골이라는 뼈입니다. 그런데 빨간 동그라미 안에 고정핀들이 안와골에 너무 가깝습니다. 측면을 보면 나사 방향이 모두 안와골쪽으로 향해 있으며 고정핀 나사의 길이가 매우 긴 것을 알 수 있습니다.

조금 더 자세히 들여다보겠습니다.

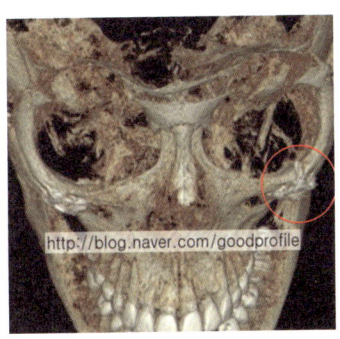

D환자의 3D-CT 사진

안와골 안으로 고정나사가 들어왔습니다. 원칙적으로 광대뼈는 안쪽이 부비동(콧구멍에 인접해 있는 뼈 속 공간)으로 굴처럼 텅 비어 있기 때문에 긴 나사가 필요하지 않습니다. 고정편이 안와골 안으로 들어오는 경우는 흔한 일이 아닙니다. 안와골의 생리를 알고 기본적인 해부학적 지식만 있다면 절대 있을 수도, 있어서도 안 되는 부작용입니다.

만약 D환자가 첫 수술 결과에 만족을 하고 그냥 지나쳤다면, 나이가 들어 뼈가 작아지고 골량이 적어지면서 이 나사못은 안와골을 넘어 눈동자 내지는 눈동자를 움직이는 근육을 침범했을 것입니다. 눈을 찌르기 일보 직전의 나사못은 그야말로 '시한폭탄'이었던 셈이지요. 아름다운 얼굴도 좋지만 아름다운 세상을 볼 수 있는 눈은 정말 소중합니다.

미용성형수술 때문에 신체 기능이 손상을 받아서는 안 된다는 것은 성형의 기본 원칙입니다. 기능이 손상받지 않기 위해서는 각 수술 부위마다 철저하게 지켜줘야 하는 원칙이라는 것이 있습니다.

제 블로그나 이 책을 읽으시다 보면 아마도 제일 많이 나오는 단어가 '원칙'이라는 단어와 '검증'이라는 단어일 것입니다. 원칙을 반드시 지키고 검증된 방법으로 수술을 받으신다면 이러한 말도 안 되는 그야말로 〈세상에 이런 일이〉에 나올 만한 사건은 일어나지 않을 것입니다.

힘들게 한 양악수술인데
잠을 잘 수 없어요

우리는 인생의 약 1/3을 잠을 자는데 씁니다. '잠이 보약'이라는 옛말처럼 질 좋은 수면은 하루를 개운하게 보낼 수 있는 원천이며, 건강한 심신의 토대입니다. 그런데 이렇게 중요한 '잠'을 제대로 잘 수 없다면 어떻게 될까요?

대학병원에서 이비인후과 교수로 있는 친구와 대화 중 양악수술을 받은 후 코골이와 수면 무호흡증을 치료하기 위해 내원하는 환자가 늘었다는 이야기를 들었습니다. 양악수술과 잠은 전혀 관계가 없어 보여 의아하게 생각할 수 있지만, 잘못된 양악수술은 수면 방해를 넘어 목숨까지 위협할 수 있습니다.

양악수술 후에 코골이나 수면 무호흡증이 생기는 이유는 과도한 상악의 후퇴 혹은 회전 때문입니다. 양악수술에서 회전(clockwise rotation)은 상악과 하악의 뒷부분을 올림으로써 아래턱쪽이 시계방향으로 돌아가서 밋밋한 측면 얼굴이 입체적인 볼록한 모양으로 변화를 주는 조작입니다. 상악의 후퇴(setback)와 회전은 필요하지만 드라마틱한 효과를 얻기 위해, 혹은 양악수술의 대상이 아닌데 수술 효과를 내기 위해 무리하게 상악의 후퇴와 회전을 하게 되는 경우 숨을 쉬는 기도가 좁아질 수밖에 없습니다.

무리한 양악수술로 기도가 좁아지면 그곳으로 공기가 드나들며 기도 주변을 진동시켜 코골이가 발생하게 됩니다. 코골이는 본인의 숙면을 방해하기도 하지만 같이 잠을 자는 가족에게도 피해를 줄 수 있습니다. 그리고 코골이가 있는 사람들 가운데 일부는 수면 무호흡증을 겪기도 합니다. 코를 골다 컥컥 숨이 넘어가거나, 숨을 아예 쉬지 않는 증상입니다.

수면 무호흡증은 숙면을 방해하는데 그치지 않습니다. 장기간 방치할 경우에는 잠을 잘 때 산소 공급이 원활히 이루어지지 않아 뇌졸중이나 고혈압 등 심혈관질환으로 사망까지 이를 수 있습니다.

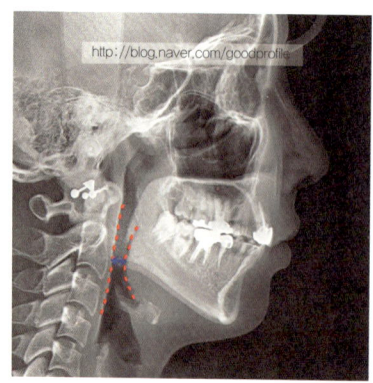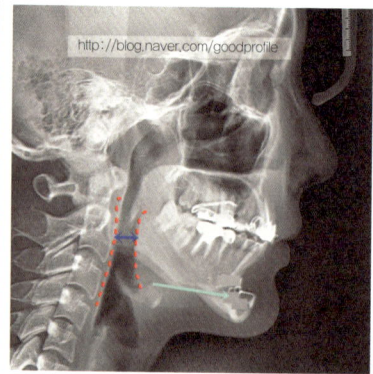

양악수술 후 코골이를 겪는 환자 수술 전과 재수술 후

양악수술 후에 잠을 자지 못하는 환자의 엑스레이 사진입니다. 숨 쉴 때 공기가 지나가는 기도를 빨간 점선으로 표시하였습니다. 기도의 폭인 빨간색 폭이 심하게 좁아져 있습니다. 이 때문에 양악수술 후 코골이 혹은 수면 무호흡증이 발생하는 것입니다. 이 환자분은 무턱을 교정하는 동시에 앞서 설명드린 기도를 넓히는 역할을 하는 이설근까지 전진시키는 턱끝전진술을 시행하였습니다. 수술 후 좁아진 기도가 넓어졌으며, 무턱도 교정되어 미용적인 면과 기능적인 면에서 환자가 모두 만족했던 케이스입니다.

과도한 욕심은 늘 문제를 불러옵니다. 국내에서 양악수술은 얼굴 작아지는 수술, 연예인 수술로 알려져 인기를 끌었습니다. 양악수술이 필요하지 않은 얼굴 골격을 가졌음에도 불구하고 무조건 양악수술을 받기를 원하는 환자도 늘어났고, 또 이에 편승해 무분별하게 시행을 하는 병원도 많아졌습니다.

무조건 수술을 진행하거나, 얼굴 크기를 줄이고 입체감을 살리기 위해 교합을 맞추는 수준을 넘어 과도하게 회전하는 일이 늘어나면서 양악수술 후 단잠을 자지 못하는 분들이 생긴 것입니다.

실제로 이미 대형병원에서 양악수술을 진단받고 저에게 재진단을 오는 분들 중 약 50%는 양악수술을 권해드리지 않습니다. 이런 경우 저는 근본적인 수술은 양악수술이지만 다른 간단한 수술로 대체해드립니다. 의사마다 다르지만 저의 경우 양악수술도 일반 안면윤곽수술과 거의 비슷한 시간이 소요가 됩니다. 약 2시간 안팎이면 모든 수술 과정이 끝납니다.

다만, 양악수술의 경우 교합을 변화시키는 수술이다 보니 치아교정 등 추가적인 치료와 회복기간이 길어집니다. 양악 대상자가 아닌데, 비싼 수술비와 긴 치료기간, 거기다 좁아진 기도로 인해 수면장애까지 겪게 된다면 환자에게는 금전적, 시간적, 정신적으로 큰 손해입니다.

양악수술 후 드라마틱한 외모 변화를 꿈꾸다가 평생 꿈에서 깨어나지 못하는 일이 생겨서는 안 될 것입니다.

2부

양악수술

Chapter 01

양악수술 전,
수백 번 고민하라

'낙장불입 (落張不入)'
한번 내어놓은 패는 다시 물릴 수 없습니다.
양악수술도 마찬가지입니다. 간단하게 리셋 버튼을 눌러
예전으로 돌아갈 수 있다면 좋겠지만
잘못된 수술이 불러온 결과는 인생을 좌우할 만큼 엄청나고
재수술 역시 쉬운 일은 아닙니다.
양악수술, 고민하고 또 고민하십시오.

양악수술과 안면윤곽수술 중 무엇을 할까요?

"양악수술은 최후의 수단 아닌가요?"

요즘은 상담 오신 분께 양악수술을 권해드리면 많은 분들이 그냥 '사각턱수술'이나 'T절골 턱끝수술' 같은 안면윤곽수술을 하면 안 되냐고 묻는 경우가 많습니다. 매스컴을 통해 양악수술에 대한 부작용을 자주 접하면서 예전 양악수술의 인기는 시들해졌고, 양악수술은 '위험한 수술', 혹은 '성형의 끝판'이라는 인식이 생긴 것 같습니다.

그러나 양악수술은 최후의 수단이 아닙니다. 양악수술은 안면윤곽수술의 업그레이드 버전이 아니라 엄연히 다른 수술입니다. 즉, 양악과 윤곽은 적응증이 다르다는 말입니다. 수술 후 변하는 부위도 다릅니다.

안면윤곽수술은 얼굴을 앞에서 봤을 때 얼굴의 가장자리를 바꾸는 수술입니다. 안면윤곽수술에는 광대축소술, 사각턱수술, 턱끝수술 등이 포함됩니다. 반면 양악수술은 얼굴을 옆에서 봤을 때 소위 프로필이라고 불리우는 얼굴 옆라인(윗턱과 아랫턱이 나오고 들어간 정도)을 교정해주는 수술입니다. 물론 얼굴의 길이를 줄일 수도 있습니다.

간단히 말하면 얼굴의 정면을 바꿔주는 것은 안면윤곽수술이고, 얼굴의 측면 즉, 프로필을 바꿔주는 것은 양악수술입니다. 프로필 변화와 더불어 얼굴의 중심선이 한쪽으로 치우쳐 있는 비대칭을 교정하는 수술도 양악수술입니다.

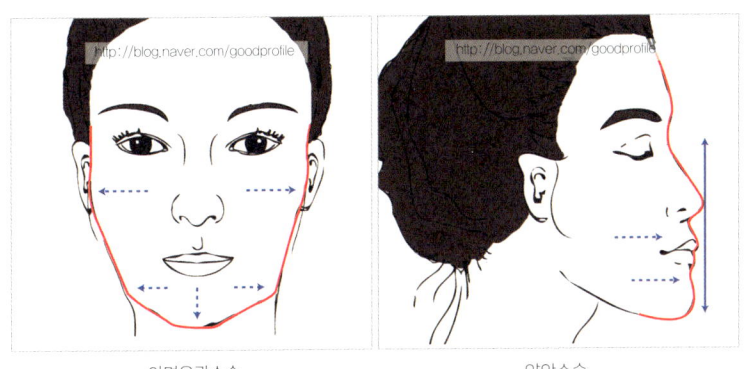

안면윤곽수술   양악수술

이렇게 안면윤곽수술과 양악수술은 엄연히 다른 수술입니다. 적응증이 확실하게 다른데, 환자들뿐 아니라 일부 의사들조차 안면윤곽수술을 해야 하는지 양악수술을 해야 하는지 제대로 구분하지 못해 양악수술을 받아야 하는 환자가 안면윤곽수술을 받은 뒤, 만족스럽지 않은 결과 때문에 양악수술을 또 받는 경우가 많습니다.

이런 경우 환자는 돈은 돈대로 쓰고 고생은 고생대로 하면서 남들은 평생 한 번 겪기도 힘든 수술을 두 번이나 받게 됩니다. 그러나 이보다 더욱 중요한 것은 얼굴감각을 담당하는 하치조신경이 손상될 가능성이 높다는 것입니다.

가끔 양악수술이 적합한 상태지만 양악수술의 두려움을 토로하는 분에게 안면윤곽수술을 권해드리는 경우도 있습니다. 예를 들면 주걱턱이지만 부정교합이나 비대칭이 그다지 심하지 않은 경우, 사각턱수술과 턱끝수술만으로도 어느 정도 효과를 기대할 수 있습니다. 양악수술로 변화시켜야 될 부위를 두고 다른 부위를 변화시켜 어느 정도 문제 부위를 커버해주는 일종의 마스킹 효과(masking effect)라고 볼 수 있겠습니다. 주걱턱이 개선되어 보이는 효과는 있겠지만, 양악수술로 얻을 수 있는 결과는 얻기 힘들다고 정직하게 말씀드립니다.

　자신이 어떤 수술을 해야 하는지 혼란스럽다면 스스로 단정 짓지 말고 경험과 실력이 뒷받침되는 전문의와 상담하는 것이 우선입니다. 단, 그 전문의는 안면윤곽이든 양악수술이든 모든 얼굴뼈수술을 폭넓게 이해하고 있으며, 실제로도 수술에 정통해야 합니다. 정확한 진단이 가능해야 그 수술 또한 정확하기 때문입니다.

양악수술은
성형외과에서? 치과에서?

"구강외과 선생님과 협진하세요?"

병원 홈페이지 게시판을 보면 언제나 다양한 질문들이 올라옵니다. 지난 몇 년간 양악수술에 대한 인터넷 광고가 넘쳐나고 수술후기 등을 쉽게 접하게 되면서 환자들의 질문 수준도 높아졌습니다. 한동안 양악수술은 '치과의 영역이다', '성형외과의 영역이다' 논란이 되었던 적이 있습니다. 이런 논란 속에서 한 대형 성형외과에서는 구강외과 전문의를 영입해 함께 수술을 진행한다는 대안을 내놓기도 했습니다.

물론 제대로 된 양악수술 결과를 얻기 위해서는 성형외과와 치과의 협진은 반드시 필요합니다. 여기서 말하는 치과는 직접 수술을 하는 '구강외과'가 아니라 '교정과'입니다. 치과에는 보철과, 교정과, 구강악안면외과(구강외과), 치주과, 소아치과 등 다양한 전문분야가 있습니다. 이 중 '구강외과'는 구강(턱뼈 및 치아를 비롯한 입안의 구조물) 및 턱 관절의 질병을 진단하고 치료를 하는 분야입니다.

따라서 양악수술 또한 많이 시행하고 있습니다. 특히 한때 고가의 시술로 유행했던 치아 임플란트가 경쟁 과열로 가격이 곤두박질치면서 최근 많은 구강외과 의사들이 양악수술로 눈을 돌리고 있으며 심지어 최근에는 사각턱수술과 광대축소술까지 시행하고 있습니다.

그래서 현재 양악수술은 구강외과에서도, 성형외과에서도 시행을 합니다. 중요한 것은 구강외과냐, 성형외과냐가 아니라 어떤 의사가 양악수술을 집도하느냐입니다. 구강외과 의사라고 해서 모두 양악수술에 정통한 것은 아니고, 성형외과 의사라고 모두 양악수술을 능숙하게 해내는 것은 아니니까요.

다만, 외국의 구강외과 의사와 우리나라 구강외과 의사는 약간 다릅니다. 구강외과에서 하는 수술은 구강암부터 양악수술까지 수술 범위가 매우 큽니다. 즉 우리 몸, 전신에 영향을 줄 수 있는 수술들입니다. 그래서 외국의 많은 나라에서는 몸을 전체적으로 알고 진단하고 치료할 수 있는 의과대학에서 일반 의사면허증을 가져야 구강외과 의사가 될 수 있습니다. 반면 우리나라의 경우 의과대학이 아닌 치과대학을 졸업하면 누구나 구강외과 의사가 될 수 있습니다. 이런 차이점도 양악수술을 고려하고 계신 환자분이라면 신중히 고려를 해야 하지 않을까 생각이 듭니다. 2~3시간의 수술이지만 충분히 우리 몸, 전신에 영향을 줄 수 있으니까요.

그렇다면 일부 병원에서 광고하듯이 양악수술 시에 성형외과 전문의와 구강외과 전문의가 협진을 해서 같이 수술에 들어갈까요?

이해를 돕기 위해 양악수술의 과정을 살펴보겠습니다.

환자가 오면 일단 환자의 안면 프로필을 보고 안면 분석프로그램을 이용해 양악수술 여부를 정하고 수술을 세부적으로 계획합니다. 수술 계획이 확정되면 수술의 지침이 되는 플라스틱으로 된 수술용 '웨이퍼'라는 것을 교정과 의사가 만듭니다. 수술용 웨이퍼는 양악수술 전에 수술의 방향과 수술양을 미리 적용하여 제작하는 특수한 장치입니다. 이때 mm까지 매우 세밀한 수술 계획을 세웁니다. 이 과정에서 교정과 의사와 집도의는 양악수술과 환자에 대해 정보를 공유하고 수술 계획에 대해 충분히 논의해야 합니다. 그 계획에 따라 집도의는 수술을 하게 됩니다. 수술이 끝나면 한 달 후, 환자는 교성과 의사에게 교정치료를 받고 양악수술의 모든 과정을 마무리합니다.

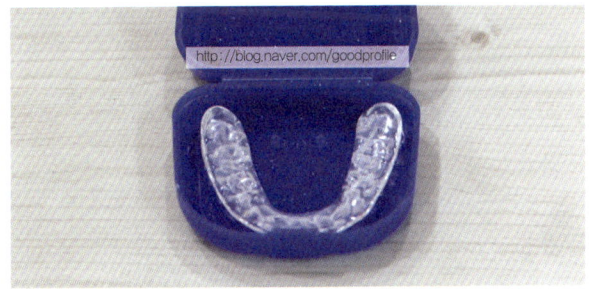

양악수술용 웨이퍼

이 과정 중에 성형외과 의사나 구강외과 의사의 역할은 환자의 프로필 분석과 수술입니다. 집도의와 상의를 해서 얻은 결과를 토대로 세밀한 수술 계획을 세우고 웨이퍼를 만들고 수술 후에 교정을 해서 마무리를 하는 것은 교정과 의사의 몫입니다. 즉, 환자의 프로필 분석이나 수술은 성형외과 혹은 구강외과 의사 둘 중에 한 명이면 충분합니다.

같이 수술실에 들어가더라도 누가 되든 한 명은 집도의가 되고 한 명은 집도의를 돕는 어시스트가 되어야 하는데 성형외과 의사가 구강외과 의사 밑에서 수술을 도와주는 역할을 할까요? 아니면 구강외과 의사가 성형외과 의사 밑에서 수술을 도와주는 역할을 할까요?

사공이 많으면 배가 산으로 가는 것처럼 한 명을 수술하는데 두 명이 동시에 집도한다는 것은 불가능한 일입니다. 물론 배우기 위해 참관을 하거나 도움을 주는 경우는 있습니다. 결론적으로 양악수술 실력에 확실한 자신을 가지고 있다면, 수술은 성형외과 의사도 구강외과 의사도 할 수 있지만 협진은 교정과 의사와 진행해야 한다는 것입니다.

치아에 대해 잘 알기 때문에 구강외과 의사는 교정과 원장이 필요하지 않을 수 있다고 생각할 수 있지만, 성형외과든 구강외과든 교정과와 협진 없이는 양악수술을 할 수가 없습니다.

양악수술에 꼭 필요한 웨이퍼라는 틀을 만들고 수술 후에 환자분의 치아교합과 재발 등을 신경을 써주시는 분도 바로 교정과 의사이기 때문입니다.

예전에 해외연수를 마치고 한국에 들어와 수술을 시작하려 할 때 양악수술 전문 교정과 의사를 찾는 것도 쉬운 일이 아니었습니다. 다행히 지금은 능력 있고, 환자분을 믿고 맡길 수 있는 교정과 의사를 만나 마음 놓고 양악수술을 하고 있습니다.

지면을 빌려 교정과 선생님께 감사의 말을 전합니다.

악간고정이
무서워요

"무고정 양악수술로 하시나요?"

저는 지금도 최고의 공포영화로 〈양들의 침묵〉을 꼽습니다. 공포영화 중 최초로 아카데미 최우수작품상을 수상했을 정도로 탄탄한 스토리와 주연 배우들의 소름 끼치는 연기력 등 무엇 하나 빠지지 않는 완성도 높은 영화입니다.

특히 대배우 안소니 홉킨스가 연기한 희대의 사이코패스인 '한니발렉터'는 영화가 끝나고 난 뒤에도 여운이 가시지 않을 정도로 섬뜩했습니다. 한니발은 극 중 정신과 전문의지만 환자를 물어뜯어 먹은 살인마이죠. 그래서 입을 열 수 없도록 흉측스런 마스크를 착용한 장면이 나옵니다.

양악수술에 대해 연구하다 악간고정을 한 사진을 보았습니다. 그때 영화 〈양들의 침묵〉에서 마스크를 쓴 한니발이 떠오르더군요. '악간고정'은 양악수술 후에 입을 벌리지 못하도록 와이어(철사)를 이용해서 위

아래 치아를 묶어 두는 것을 말합니다. 절골한 턱뼈가 제자리에 잘 붙어 있도록 하기 위해 2~4주 정도 와이어로 입을 벌릴 수 없도록 묶는 것입니다.

양악수술 후에 악간고정을 해야 하는지 무고정을 해야 하는지, 문의를 하시는 분도 많습니다.

결론부터 말하면 간혹 예외적인 경우를 제외하고는 양악수술 후에 악간고정은 할 필요가 없습니다. 해서는 안 되는 매우 위험한 시술입니다.

연수 시절부터 수많은 양악수술을 시행하였지만 악간고정은 상상조차 못했던 일입니다. 양악수술 후 마취에서 깨어나면 얼굴은 부어 있고 마취 때문에 구역질은 나오고 입이 잘 벌어지지 않아 밥은커녕 물조차도 빨대로 마시는데 이런 상황에서 위아래 턱을 철사로 묶어 입을 벌리지 못하게 한다면 저라도 견디지 못할 것 같습니다.

만약 악간고정이 된 상태에서 구토라도 한다면 토사물이 기도를 막아 호흡할 수 없어 치명적인 사고가 날 수도 있습니다.

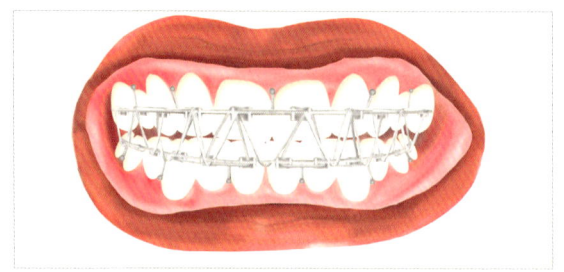

악간고정

지금도 악간고정을 해야 한다고 주장하시는 분들은 수술기술이 발달하지 못했던 옛날부터 악간고정을 했었고, 환자가 겪을 고통이나 과정을 떠나 안정적인 결과를 위해 필요하다고 말합니다. 그런데 악간고정을 하지 않고도 수술 결과가 똑같이 안정적이라면 굳이 생명을 위협하는 방법을 사용할 필요가 있을까요? 물론 악간고정 없이 안정적인 결과를 얻기 위해서는 몇 가지 조건이 필요합니다.

양악수술 후의 턱뼈 및 주변 조직의 변화를 예측해 완벽한 절골과 고정을 해야 합니다. 뼈를 움직일 수 있는 뼈 주변 근육과 연부조직은 전신마취 시 축 처져 있다가 마취가 깨면 되살아나 수축을 하기 때문에 수술 시에 고정했던 포인트에서 변화가 있을 수 있습니다.

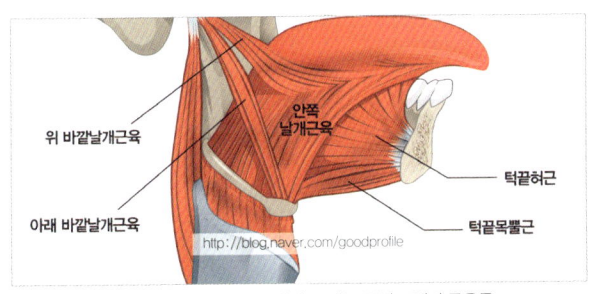

양악수술 후에 턱뼈를 움직일 수 있는 주변 조직과 근육들

그래서 악간고정 없는 양악수술을 하기 위해서는 완벽한 절골과 완벽한 고정이 필요한 것입니다. 완벽한 절골이란, 자른 뼈가 자유롭게 움직일 수 있도록 자름과 동시에 절골한 뼈를 계획했던 새로운 위치에 가져다 놓았을 때 제자리로 돌아가게 하거나 계획하지 않은 방향으로 뼈가 이동할 수 있는 모든 요소들을 완벽하게 정리하는 것을 뜻합니다.

완벽한 고정은 마취가 깨어나서 주변 근육이 수축을 해도 고정해놓은 턱뼈가 제자리에 놓이도록 고정하는 것입니다. 완벽한 절골과 고정은 결코 쉽지 않지만 분명히 가능합니다.

아래턱의 안정적인 고정도 가능해야 합니다. 아래턱을 절골한 후 고정하는 방법에는 3가지가 있습니다.

첫 번째는 보통 우리나라 의사들이 주로 사용하는 방법으로 플레이트를 이용한 전방부 고정입니다. 즉 절골면의 앞부분 한 곳만 고정하는 방법입니다. 그런데 SSRO(Sagittal Split Ramus Osteotomy of Mandible, 하악 시상분할골절단술)는 아래턱뼈를 얇은 두 개의 판으로 분리하여 고정하므로 절골면이 넓습니다. 넓은 절골면 중 앞부분만 고정하다 보니 악간고정을 하지 않는 경우 뒤쪽 절골면이 확실히 고정되지 않아 움직일 수 있습니다.

두 번째는 절골면의 앞쪽 경계와 뒤쪽 경계에 두 군데 고정을 하는 방법입니다. 앞쪽에만 고정하는 방법보다는 안정적이긴 하지만 역시 움직일 가능성은 있습니다.

세 번째는 제가 쓰는 방법입니다. 플레이트를 쓰지 않고 스크류를 이용해 얇은 절골면을 삼등분해 세 개의 각 스크류를 박아 고정하는 방법입니다. 절골면을 삼등분하여 각 부위를 고정해주기 때문에 앞 두 방법보다 훨씬 안정적이며 일부러 뼈를 움직이려고 해도 움직여지지 않을 정도로 단단하게 고정이 됩니다.

뼈는 부러지면 다시 붙습니다. 단 뼈가 붙는 동안 접합한 부위가 움직이지 않아야 한다는 조건이 있습니다. 팔이 부러졌을 때 부목이나 깁스를 이용해 고정하는 것도 같은 이유입니다. 뼈가 붙지 않고 자꾸 움직이게 되면 뼈가 붙기는커녕 오히려 염증이 발생할 수도 있습니다.

그런데 대부분 양악수술 후 아래턱 고정을 할 때 첫 번째 방법, 즉 전방 부위를 고정하는 방법을 주로 사용하다 보니 수술 후 입을 벌리거나 턱뼈를 움직일 경우 후방 부위의 뼈가 움직여 뼈 유합이 일어나지 않고 염증이 생기는 등의 문제가 발생하기 때문에 '약간고정'을 해야 한다고 주장하는 것입니다.

첫 번째 방법을 사용하는 의사들은 이렇게 절골된 턱뼈를 움직이게 함으로써 앞서 말씀드린 수술 후에 여러 조직들이 제자리로 돌아가며 생길 수 있는 오차를 줄일 수 있다고 얘기합니다. 즉, 약간의 잘못된 절골이나 잘못된 고정의 오차를 이렇게 절골된 턱뼈를 움직임으로써 해결이 가능하다는 주장입니다. 물론 맞는 얘기이고 좋은 방법입니다.

제가 모 대형병원 봉직의 시절 구강외과 의사는 양악수술 후 2~3일 뒤에 거의 재수술을 하였습니다. 수술 후 생긴 오차를 고려해서 재고정을 하기 위해서죠. 이렇게 재수술을 하는 것보다는 아예 뼈를 움직일 수 있게 하는 것도 나은 방법일 것입니다.

그런데 이렇게 뼈가 움직이다가 유합이 잘되면 좋은데, 실제 뼈가 움직이면서 유합이 되지 않고 염증이 생겨 골수염으로 진행되어 입원치료를 받는 환자를 본 적이 있습니다. 만에 하나라도 부작용이 생길 수 있는 수술이라면 아무리 장점이 많아도 꼭 해야 할지는 고민해봐야 할 것 같습니다. 더군다나 매우 어렵긴 하지만 제대로 절골과 고정이 된다면 발생되지 않을 문제이기 때문입니다.

　아래턱뼈를 제대로 절골하고 제대로 재배치시킨 후에 안정적으로 세 군데 고정을 한다면 양악수술 후에 악간고정을 할 필요가 없는 것입니다. 즉, 수술 시 아래턱뼈를 움직일 수 있는 여러 구조물들의 생리를 이해하고, 수술 후 움직임을 예상해 확실하게 안쪽에서 고정한다면 악간고정 없이 안전하고 편안한 양악수술을 받을 수 있습니다.

　물론 교합이나 턱관절의 안정성을 위해 수술 후 일주일 정도 지나 부기가 빠지고 회복이 되면 고무줄 2개 정도를 이용해 교합을 맞춰주기도 합니다.

　단, 환자가 식사를 한다든가 중요한 미팅이 있거나 할 때는 고무줄을 뺐다 끼웠다 할 수 있도록 해서 일상생활에는 전혀 문제가 되지 않습니다. 또 갑작스럽게 구역질이 난다든가 할 경우 고무줄을 재빨리 제거함으로써 치명적인 부작용인 질식사가 생기지 않도록 하고 있습니다.

　무고정 양악수술이 쉬운 방법은 아닙니다. 환자는 편하게 회복할 수 있지만 수술하는 의사는 오히려 어렵고 번거로울 수 있습니다. 저 역시 해외연수 시절 양악수술을 하고 나서 이틀 만에 재수술을 해야 했고 그런 재수술을 3차례나 경험을 했으니 지금 생각해도 부끄러움이 앞을 가립니다.

　그 당시 지도교수님께서 교과서에도 없는 당신만의 노하우를 옆에서 알려주며, 끝까지 저에게 책임을 지고 재수술을 하게 해주신 그 소중한 경험이 있었기에 지금 무고정, 무수혈 양악수술을 수월하게 할 수 있게 되었다고 생각합니다.

04 —————

축농증과
비염이 있는데
양악수술을 할 수 있나요?

"양악수술을 받아야 하는데 축농증이 있어요."

축농증은 전문용어로 부비동염이라고 합니다. 위 턱뼈 속에 있는 부비동에 염증이 생기는 질병입니다. 일반적으로 축농증이 있는 경우 양악수술을 하지 않는 것이 원칙입니다.

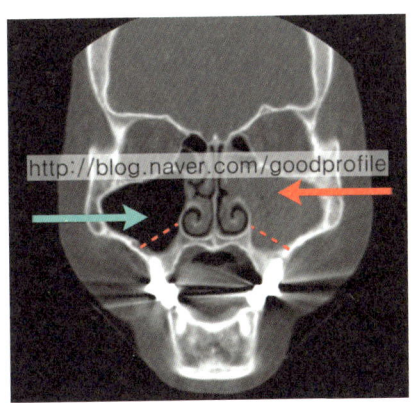

축농증 환자의 CT 사진

축농증이 있는 환자의 CT입니다. 양악수술 시 절골선은 양측의 빨간색 점선이 됩니다.

그런데 하늘색 화살표가 가리키는 부분을 보면 까맣게 텅 비어 있는 모습을 보실 수 있습니다. 정상적인 부비동입니다. 공기로 차 있어서 까맣게 보입니다. 반면 빨간색 화살표가 가리키는 부분은 회색으로 무언가로 가득 차 있는 모습입니다. 텅 비어 공기가 있어야 할 곳에 염증으로 인해 고름이 가득 차 있는 부비동염 즉, 축농증이 있는 모습입니다.

이렇게 축농증 때문에 고름으로 가득 차 있는 부비동의 가운데를 양악수술을 하기 위해 빨간색 점선을 따라 절골을 하면 어떻게 될까요? 절골하는 순간 부비동에 있던 고름이 흘러나와 퍼지게 됩니다. 당연히 감염의 우려가 있습니다. 그래서 축농증이 있는 경우 양악수술은 하지 않습니다.

만에 하나 수술실에서 축농증이 발견된다면 어떻게 할까요? 이 경우에는 식염수나 소독액으로 매우 여러 차례 완벽하게 세척을 하고 부비동 자체에 특수한 조치를 취해야 합니다. 그래야만 축농증으로 인한 양악수술 감염을 예방할 수 있습니다.

실제 양악수술을 받게 되면 수술 전 정밀검사를 하고 여러 차례 엑스레이를 보면서 수술 계획을 수립하고 결정하기 때문에 축농증을 발견하지 못하는 경우는 거의 없습니다.

만약 양악수술을 계획하고 있는 분 중 축농증이 현재 있거나 이전에 앓았던 이력이 있다면 집도의에게 반드시 질환이 있음을 알리고 축농증이 나을 때까지 수술을 연기하는 것이 좋습니다.

05

양악수술 전
치아교정을
꼭 해야 하나요?

"겨울방학 때 양악수술받고

　개학하면 예쁘게 학교 가고 싶어요."

　방학 시즌이 다가오면 양악수술 상담이 늘어납니다. 일반적으로 양
악수술은 큰 수술이고 회복기간이 길다고 인식되어 있기 때문에 그나
마 시간적으로 여유가 있는 1~2달의 방학이나 휴가기간 동안 수술을 받
기 위해서입니다.

　그러나 사실 어떤 분에게는 1~2달도 양악수술을 받기 부족한 시간일
수 있습니다. 양악수술이 시행된 초기에는 수술 1년~1년 6개월 전에 반
드시 치아교정을 진행했습니다.

　여기서 끝나는 것이 아니라 양악수술 후에 또다시 6개월에서 1년가량
치아교정을 해야 했습니다. 결국 모든 치료가 완료되려면 대략 2~3년
정도가 걸리는 것입니다. 주걱턱의 경우 부정교합을 동반한 경우가 많
은데 먼저 교정으로 치아를 가지런하게 만든 후에 수술해야 교합을 잘

맞출 수 있기 때문입니다.

교정기술과 양악수술이 발전하면서 요즘은 선교정을 하지 않고도 양악수술이 가능합니다. 양악수술을 먼저 하고 수술 후에 교정을 약 6~10개월 정도 받으면 기존에 선교정 후수술보다 약 1년~1년 6개월 정도를 단축시킬 수 있습니다. 치료기간이 짧은 것은 물론이고 먼저 수술로 예뻐진 후에 교정을 하면 되니 환자에게는 참 이점이 많은 수술 방법입니다.

하지만 제 개인적으로는 양악수술을 받아야 하는 환자를 매우 엄격하게 선별하고 수술을 진행하는 편이라 선수술이 가능한 경우는 20~30% 정도로 봅니다. 물론 모든 환자에게 선수술을 시행할 수는 있습니다. 문제는 선수술을 시행함으로써 '최적의 결과를 낼 수 있느냐'는 것입니다.

먼저 양악수술을 진행하고 치아배열을 바꾸는 등의 교정치료로 인해 애초 계획에서 벗어난다면 수술 전에 예측했던 최고의 결과를 도출할 수 없게 될 수도 있습니다.

그래서 저는 환자를 먼저 보고 교정과 의사와도 상의하도록 해 수술 전 교정을 함으로써 조금이라도 안정적이고 더 나은 결과를 낼 수 있다면 짧게는 3~4개월에서 길게는 6~8개월가량 수술 전 교정치료를 권합니다. 단순히 양악수술을 하는 것이 목적이 아니라 양악수술로 최상의 결과를 얻기 위해서입니다.

좋은 예후를 위해 수술 전 또 한 가지 권해드리는 것이 있습니다. 양악수술 전 아래턱의 사랑니는 미리 뽑는 것이 좋습니다. 사랑니를 뽑고 최소한 3개월 후에 양악수술을 받아야 합니다. 환자가 빠른 수술을 원해서 사랑니를 둔 채로 수술을 하면 나중에 수개월이 지나 염증이 생기는 경우가 있습니다. 절단면이 넓은 SSRO(시상분할골전단술)로 진행해도 일반적인 어금니 등의 치아 뿌리에는 아무런 영향이 없습니다.

그러나 아래턱 수술 중 아주 가끔 치아 뿌리와 만나는 경우가 있습니다. 이때 치아는 일반적인 정상 어금니가 아니라, 뿌리가 마음대로 있는 사랑니지요. 그래서 수술하기 난해한 경우가 가끔 있기는 합니다. 물론 사랑니를 놔두고 수술한다고 해서 모두 염증이 생기는 것은 아니지만 안전하고 좋은 결과를 얻기 위해 필요한 과정입니다.

만약 방학 기간에 양악수술을 계획하고 있다면 방학에 임박해서 병원을 방문할 것이 아니라, 미리 비수기에 내원해 상담도 자세히 받고 수술 계획도 여유 있게 잡기를 바랍니다. 선수술은 분명 이점이 있는 수술이지만 경우에 따라서 최상의 결과를 얻기 위해서는 수술 전 교정치료를 받거나 사랑니를 발치해야 하는 경우도 있으니까요.

항상 말씀드리듯 '원칙'이라는 것을 반드시 지켜야 합니다. 수술을 빨리 받는 것이 중요한 것이 아니라 안전하게 안정적인 결과를 얻어야 하니까요. 최근에 병원 간에 경쟁이 치열해지다 보니 어떤 병원은 '선수술 100%'라고 자랑하듯이 광고를 하는 경우도 있었습니다. 어떤 병원을 선택할 것인지는 여러분의 몫으로 남기겠습니다.

이것이
양악수술이다

'얼굴이 작아지는 수술', '아이돌 수술', '연예인 수술'
양악수술의 또 다른 이름입니다.
그러나 양악수술은 단순한 미용성형이 아닌
턱의 기형을 바로잡는 목적으로 생겨난 수술입니다.
얼굴의 1/2을 재배치하는 고난도의 수술로
아무나 해서도 아무나 받아서도 안 되는 수술입니다.

01 ___

'진짜' 양악수술은
무엇인가요?

양악수술은 어느 날 갑자기 혜성처럼 나타났습니다.

'하룻밤 자고 일어났더니 스타가 되었다'라는 '반짝 스타'들의 식상한 인터뷰 멘트처럼 방송과 인터넷, 압구정과 강남의 지하철과 길거리 등 불과 몇 년 만에 어디서나 '양악수술'을 접할 수 있게 되었습니다.

그러나 사실 양악수술은 최근에 갑자기 탄생한 수술이 아닙니다. 상악수술에 주로 쓰이는 르포트절골술은 1900년대 시행되었고, 상악과 하악을 함께하는 양악수술은 1960년대 초 스위스 취리히대학교 악안면외과 교수인 휴고 오베게서(Hugo Obwegesser)에 의해 시작되었으니 이미 반세기가 지난 꽤 연륜이 있는 중년 배우인 셈입니다.

상악이나 하악이 정상범위에서 벗어난 상태를 바로잡는 악교정수술인 양악수술이 국내에서는 연예인 마케팅과 과도한 홍보로 인해 '얼굴 작아지는 수술', '연예인 수술'로 둔갑한 것입니다.

그럼 진짜 양악수술은 언제 필요한 것일까요?

① 아래턱이 위턱보다 길고 돌출된 주걱턱, ② 주걱턱의 좌우가 맞지 않는 비대칭 얼굴, ③ 얼굴의 중앙부위, 즉 중앙안면부가 움푹 패인 접시형 얼굴, ④ 비정상적으로 긴 얼굴, ⑤ 돌출입을 동반한 무턱, ⑥ 웃을 때 잇몸이 많이 보이거나 뻐드러져 있는 돌출입, ⑦ 구순구개열로 인한 안면비대칭 및 주걱턱 정도로 요약될 것 같습니다.

물론 얼굴에 따라 다양한 케이스가 존재하기 때문에 정확한 것은 전문의에게 상담과 진찰을 받은 후 수술 여부를 결정해야 합니다.

그렇다면 위와 같은 증상을 가지고 있으면 모두 양악수술을 받아야 할까요? 저는 이 질문에 '저울질하라'고 답하겠습니다.

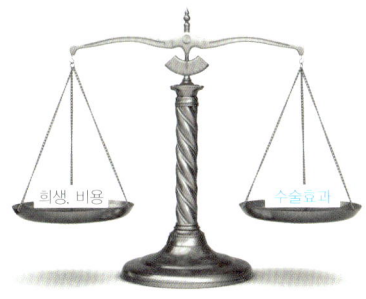

성형, 미용수술은 일반 외과수술과는 다릅니다. 즉, 암수술처럼 생명을 유지하기 위해 반드시 받아야 수술이 아니니까요. 물론 얼굴이 덜 자라 심한 비대칭이나 기형처럼 증상이 중한 경우, 교합이 맞지 않아 턱 기능, 치아 기능에 문제가 있는 경우는 반드시 양악수술이 필요합니다. 하지만 미용적인 목적으로 수술을 받는다면 선택은 환자의 몫입니다.

수술을 받기 전 수술로 인해 얻을 수 있는 효과와 수술을 위해 환자나 환자 가족들이 희생해야 하는 부분을 저울질하고 판단해 수술을 결정해야 한다는 것입니다.

예를 들어 10이라는 효과를 얻기 위해 100을 희생한다면 결과가 성공적이었다 해도 환자에게 합리적인 수술일까요? 간혹 희생을 감수하고도 수술을 감행하는 분들이 있습니다. 특히 연예인을 지망하는 경우가 많습니다. 10을 위해 1000을 희생하기도 합니다. 실제 이런 분들은 수술을 해드립니다.

미용을 목적으로 한 수술은 첫째로 자신이 만족해야 합니다. 그리고 주변 사람들이 얼굴의 변화를 느낄 수 있어야 하지요.

비싼 수술비용을 지불하고 힘들게 양악수술을 받았는데 만약 친구들이 '양악수술한 거 맞아?', '어딜 수술한 거야?'라고 묻는다면, 아무리 병리학적으로 수술이 잘되었다 해도 효과 대비 저울질을 잘했다고 볼 수 없겠지요.

요즘 타 병원에서 양악수술을 받고 재수술을 받기 위해 내원하는 환자분들이 많습니다. 대부분 수술 전 사진을 가지고 와서 수술 전과 달라진 것이 없다고 하소연합니다. 오히려 수술 전 모습이 더 예쁜 경우도 많습니다.

제가 묻습니다.

"왜 수술을 받으셨나요?"

그러면 이런 대답들이 돌아옵니다.

"상담 실장 언니들이 받으라고 해서요."

"TV를 보니 양악수술받고 정말 예뻐졌더라고요."

"인터넷에서 비포, 에프터 광고를 봤어요."

병원에서는 어떻게든 수입을 올리기 위해 많은 수술을 해야 하기 때문에 환자의 얼굴에 약간의 문제만 있어도 그 부분을 지적하며 수술을 권합니다. 그런데 이 세상 모든 사람을 통틀어 중앙선을 기준으로 좌우 한치의 오차도 없이 똑같은 사람이 있을까요? 없습니다. 성형외과 상담실장의 기준으로 보면 전 세계 모든 사람이 양악수술 대상인 것입니다.

양악수술 후 효과가 없어 재수술을 위해 찾아오신 환자분들도 분명 수술 전 상태를 보면 비대칭이나 프로필상에 어느 정도 문제는 있었을 것입니다. 그런 문제점들은 저 같은 전문가의 눈에는 쏙쏙 발견이 되지만 일반 사람들 눈에는 전혀 문제가 아닐 수 있습니다.

친구들 눈에는 평소 환자의 얼굴에 문제가 없다고 생각했으니 수술을 해도 '문제가 해결되었구나', '얼굴이 변했구나'라고 느끼지 못하는 것이죠. '자신을 위한 수술'이 아닌 '병원을 배 불리기 위한 수술'을 한 것이죠.

'진짜 양악수술하길 잘했다'라고 스스로 느끼고 싶다면, 혹은 가족과 지인들이 공감해주길 바란다면 어떻게 해야 할까요?

우선, 비대칭이든 주걱턱이든 전문의가 아닌 일반인들이 인식할 수 있을 정도의 비정상적인 프로필을 가지고 있어야 합니다. 또한 본인이 평소 생활에서 불편함을 느꼈던 기능적인 문제도 가지고 있어야 합니다.

다른 병원에서 양악수술을 권유받고 제게 재상담을 오시는 분들 중

증상이 정말 미미한 경우가 있습니다. 일반인의 눈에는 보이지 않는 증상이지요.

이런 경우 저는 환자분께 저울질할 수 있는 기회를 드립니다.

"근본적인 수술은 양악수술입니다. 양악수술을 받으시면 정확한 위치에 정확하게 대칭인 얼굴이 되실 수는 있습니다. 환자분도 만족하고 저도 만족할 것입니다. 그러나 친구나 가족들이 '어디 수술 받았니?' 혹은 '비싼 돈 들여서 무엇을 한 거니?'라고 물을 것입니다. 그래도 자기만족만을 위해 수술받기를 원하신다면 해드립니다."

그리고 양악수술 대비 간단하고 효과 좋게 문제를 해결할 만한 수술, 즉 Plan B도 제시해드립니다. 물론 최종 선택은 환자의 몫입니다.

제가 양악수술을 두려워하거나 실력이 부족해 환자에게 이렇게 말하는 것이 아닙니다. 우리나라에서는 양악수술이 너무 남발되고 있습니다. 양악수술을 전문으로 하는 저에게는 2~3시간이면 끝나는 간단한 수술이지만, 수술을 받는 환자에게는 전신마취 후에 얼굴의 절반을 재배치하는 너무나도 큰 수술입니다.

진정으로 수술이 필요한 경우에만 수술을 해야 한다는 취지에서 저울질할 것을 권해드리는 것입니다. '진짜' 양악수술은 현명한 저울질을 통해 환자도 만족하고, 주변 사람들도 칭찬하고, 수술한 의사도 보람을 느낄 수 있어야 합니다.

02

주걱턱
양악수술

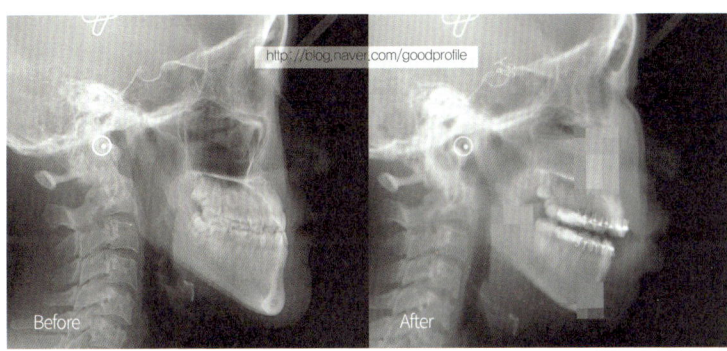

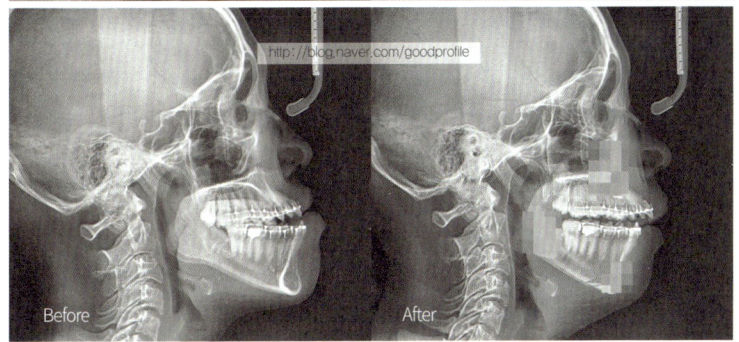

주걱턱 양악수술 전과 후

주걱턱은 아래턱이 위턱에 비해 앞으로 나와 있는 상태를 말하는데 주걱턱을 교정하기 위한 근본적인 교정수술은 바로 양악수술입니다. 아마도 우리나라에서 시행되고 있는 양악수술의 가장 많은 원인을 차지하지 않을까 생각이 됩니다.

주걱턱은 의학적으로는 하악전돌증(Prognathism)이라고 불립니다. 이러한 주걱턱, 즉 하악전돌증은 우선 치아의 교합을 이용해서 진단을 내리지만, 미용적으로는 얼굴 프로필의 전반적인 상태에 따라 진단을 내리기도 합니다.

즉 교합이 잘 맞더라도 전체적인 얼굴의 프로필을 고려했을 때 아래턱이 나왔다고 생각이 되면 주걱턱 교정수술을 받게 됩니다. 따라서 주걱턱 교정수술은 '교합이 잘 맞는 주걱턱'과 '교합이 맞지 않는 주걱턱'으로 나누어집니다.

'교합이 잘 맞는 주걱턱'은 대부분은 턱끝 비대인 경우가 많습니다. 즉 턱끝이 크고 길어진 경우입니다. 이 경우 양악수술을 꼭 받아야 할 이유가 없습니다. 이런 형태의 주걱턱 교정은 '턱끝축소술'이 더 적합합니다.

다만 턱끝축소술을 할 때 축소량이 많을 경우 혹은 턱끝을 좁히기 위해 'T절골 턱끝수술'을 받는 경우 아래턱 가장 자리쪽에 계단이 생길 수 있어 '사각턱수술'과 같이 받길 권하는 경우도 있습니다. 자연스럽게 연결되는 매끄러운 턱라인을 만들기 위해서입니다.

'교합이 맞지 않는 주걱턱'은 양악수술로 교정해야 합니다. 간혹 아래턱이 나왔으니, 상악은 두고 하악수술(One Jaw Surgery, SSRO)만 받으면 되지 않을까 문의하는 분도 많습니다.

대부분 주걱턱의 경우 순수하게 턱만 나와 있지 않습니다. 아래턱이 휘어지면 위턱도 교합을 맞추기 위해 휘어져 있는 즉, 안면비대칭을 동반한 주걱턱이 많습니다.

혹은 위턱의 저성장으로 인한 접시 모양의 패인 얼굴 등과 혼재되어 있는 경우도 있습니다. 이런 경우 당연히 위턱의 교정도 필요하므로 상악과 하악을 모두 손보는 양악수술을 받아야 합니다.

다만 주걱턱은 치아 교합이라든가 교합면의 각도 및 기타 여러 가지를 고려하여 윤곽수술을 받을지 혹은 양악수술이나 하악수술을 받을지 결정해야 합니다. 모든 주걱턱 교정에 양악수술이 필요한 것은 아닙니다.

치아 교합이 맞는 경우나 위턱의 증상이 혼재되어 있어도 위턱의 증상이 미미하다면 저는 양악수술을 권해드리지 않습니다.

다른 병원에서 양악수술을 권유받고 저에게 상담을 받으러 오는 환자의 약 50% 정도는 개인적으로 양악수술을 꼭 받지 않아도 되는 경우이므로 윤곽수술 같은 대체 수술을 권해드립니다. 제 경우 양악수술이나 안면윤곽수술이나 수술시간은 비슷하나 양악수술의 경우 교합을 건드리는 수술이다 보니 치아교정 등 회복기간이 길기 때문입니다.

안면비대칭
양악수술

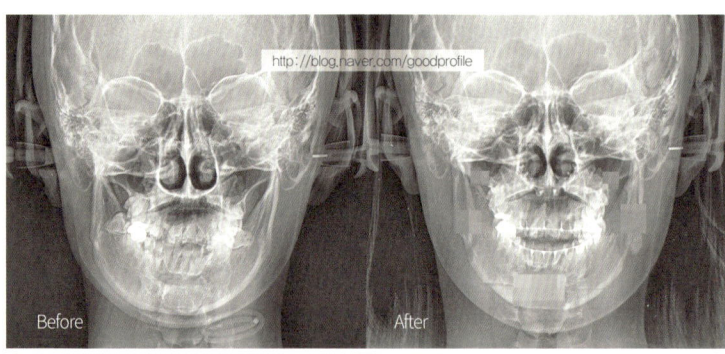
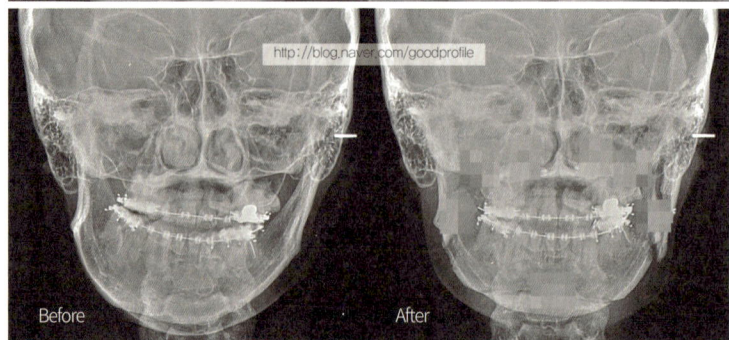

안면비대칭 양악수술 전과 후

연예인의 좌우대칭 사진이 인터넷에서 화제가 된 적이 있습니다. 김태희나 김희선, 손예진 등 내노라하는 미녀 배우들은 좌우가 바뀌어도 기존 얼굴과 큰 변화가 없어 매우 놀라웠죠. 그러나 완벽한 미인들도 좌측얼굴과 우측얼굴이 데칼코마니처럼 한치의 오차도 없이 똑같을 수는 없습니다. 저 같은 미남(?)도 오른쪽 얼굴이 더 넓으니까요.

우리의 얼굴은 모두 비대칭이지만 일상생활에 지장을 주지 않고, 크게 눈치채지 못할 정도이기 때문에 교정의 필요성을 느끼지 않습니다. 그러나 얼굴 중심선을 기준으로 양측 얼굴이 타인이 눈치챌 정도로 다르다면, 이로 인해 생활에 불편함을 느끼고 콤플렉스를 겪고 있다면 수술로 교정할 것을 권해드립니다.

안면비대칭은 얼굴의 중심선은 반듯한 수직선이나 광대부터 아래턱, 턱끝에 이르기까지 중심선으로부터 양측의 길이가 다른, 즉 '폭이 다른 비대칭'과 '얼굴의 중심선이 한쪽으로 치우쳐 있거나 휘어 있는 비대칭'으로 나누어 볼 수 있습니다. 전자의 경우 광대수술이나 사각턱수술 혹은 턱끝수술 등을 통해 교정이 가능하고, 후자의 경우 양악수술이 필요합니다.

안면비대칭은 육안으로도 쉽게 알 수 있지만, 좀 더 확실하게 알고 싶다면 긴 면봉이나 설압자 등을 입에 물어 간단하게 측정할 수 있습니다.

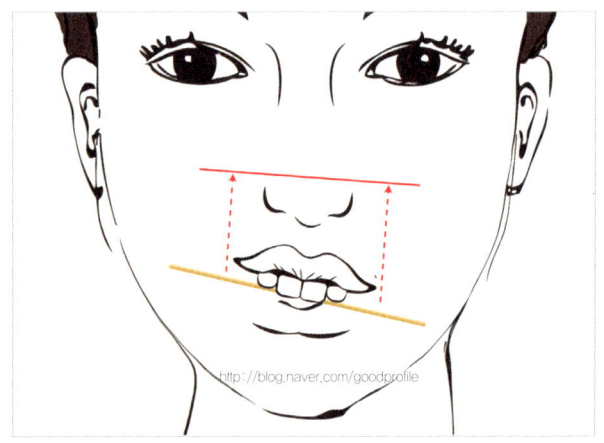

설압자를 물고 양측 눈동자로부터의 길이를 봤을 때 길이의 차이가 있다면 안면비대칭이 있는 겁니다.

이렇듯 눈동자로부터 설압자나 면봉까지의 길이가 다른 것은 엄밀히 말해 위턱의 비대칭입니다. 즉, 위턱뼈가 양측이 다르다는 말이지요. 안면비대칭 환자분들이 턱끝이 돌아가 있는데 위턱까지 수술을 하는 양악수술을 왜 받아야 하는지에 대한 이유입니다. 안면비대칭은 아래 턱끝이 한쪽으로 돌아가 있는 것으로 보이지만, 실제로는 위턱과 아래턱 모두에 문제가 있는 것이지 턱끝만 문제가 국한된 경우는 거의 없습니다.

이처럼 얼굴이 비대칭이 되는 원인은 무엇일까요? 안면비대칭의 원인은 질병적인 요인과 습관적인(비질병적인) 요인으로 나눌 수 있습니다.

'비질병적인 요인'으로는 첫째, 치아와 턱에 관련된 문제들입니다. 음식을 씹는 단순한 습관에서부터 치아의 잘못된 배열로 인해 씹을 때 불균형이 지속되는 것 등이 포함됩니다. 대부분 원인이 없는 안면비대칭이 여기에 포함되지 않을까 생각이 됩니다.

둘째, 성장이 급증하는 청소년기에 불균형적인 성장이 원인이 될 수 있습니다. 어렸을 때 사진을 보면 비대칭이 전혀 나타나지 않는데, 중·고교 시절을 지나면서 얼굴이 틀어졌다면 이 경우에 속합니다.

'질병적인 요인'으로는 첫째, 얼굴의 한쪽이 덜 자라는 병인 '반안면왜소증(Hemifacial microsomia)'과 어렸을 때 한쪽으로 얼굴이 내려지는 증상인 '사경(Wry-neck)'이 있습니다.

둘째, 두개골 기형입니다. '두개골 조기유합증(Craniosynostosis)'이 대표적입니다. 두개골이 조기에 유합되면서 자라질 못하는 질병입니다. 얼굴뼈도 그 영향을 받아 덜 자랄 수 있고요.

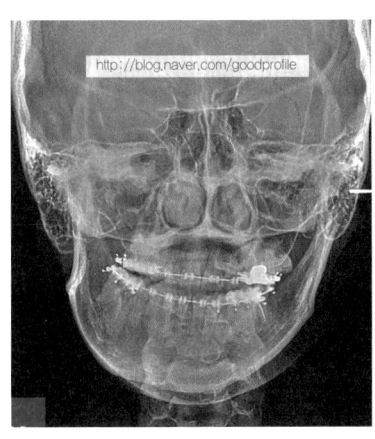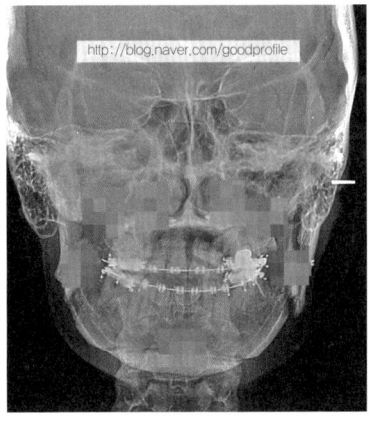

양악수술로 교정할 수 있는 분야가 여러 가지가 있지만 그중에서 가장 어려운 분야가 바로 안면비대칭 교정이 아닐까 생각이 듭니다. 비대칭의 원인도 여러 가지지만, 단 한 번의 수술, 양악수술만으로 완벽하게

교정이 되지 않을 수도 있기 때문입니다.

우리 얼굴은 뼈로만 이루어진 것이 아닙니다. 뼈와 그 뼈에 붙어 있는 근육 그리고 피하지방 피부로 이루어져 있죠. 양악수술로 교정이 되는 부분은 이런 여러 가지 안면비대칭의 구성 요소 중 '뼈'만 해당이 됩니다.

물론 양악수술 시 연부조직까지 고려해서 수술을 계획하지만 그래도 주요소는 뼈입니다. 일단은 뼈를 중심선에 맞도록 수술을 하는 것이죠. 그래서 설사 연부조직을 아무리 교과서대로 정확히 고려를 한다고 해도 사람마다 피부결뿐 아니라 모든 연부조직의 성질이 다르기 때문에 결과를 장담하는 성형외과 의사는 없을 것입니다.

다음 환자의 경우 얼굴이 오른쪽으로 휘어 있습니다. 즉, 왼쪽이 길고 오른쪽이 짧은 얼굴입니다. 치아의 중심선도 위와 아래가 완전히 어긋나 있음을 볼 수 있죠. 이 환자에게는 화살표대로 왼쪽으로 올려주고 오른쪽은 내려주는 양악수술이 필요했습니다. 화살표 크기가 다른 것처럼 오른쪽을 내리는 것보다 왼쪽을 더 많이 올립니다. 이렇게 수술을 하면 오른쪽으로 돌아갔던 얼굴이 제자리로 돌아오게 됩니다.

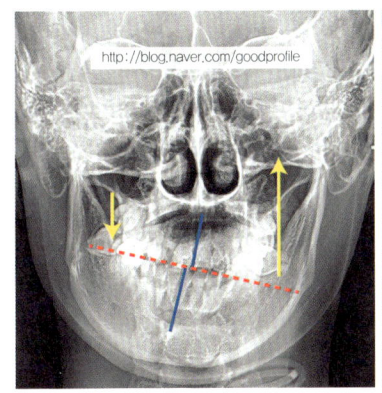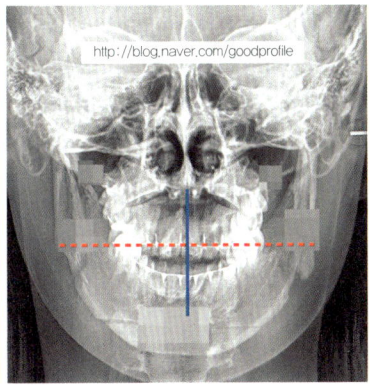

안면비대칭 양악수술 전과 후

양악수술 후 뼈가 제자리로 돌아왔으니 비대칭이 모두 해결되었을까요? 수술로 인해 얼굴이 전체적으로 왼쪽으로 돌아가면서 왼쪽의 연부조직들은 돌아가는 뼈로 인해 밀리게 됩니다. 반대로 오른쪽의 연부조직들은 뼈가 반대편으로 돌아가니까 당겨지면서 펴지겠죠.

즉, 왼쪽의 연부조직은 밀려서 불룩해지고 오른쪽의 연부조직들은 당겨져 펴지면서 얇아지고 가늘어져 피부가 들어가 보입니다. 이런 경우 이차적인 안면비대칭 수술이 불가피합니다. 즉 밀려서 불룩한 쪽의 살을 빼주던가 아니면 당겨서 들어간 쪽에 지방이식을 하게 됩니다. 이 환자는 연부조직뿐 아니라 아래턱 자체가 양측이 달라 턱을 가다듬는 수술이 또 필요할 수도 있습니다.

이렇게 안면비대칭 교정을 위한 양악수술은 수술 자체도 어렵지만 2차, 3차의 추가 수술이 필요할 수 있습니다. 안면비대칭이 심할수록 장기간에 걸쳐 수술을 받아야 하므로 담당의사와 환자 간의 신뢰가 중요합니다.

　뼈수술의 완전한 회복이 6개월 정도가 소요되고 여기에 2차 혹은 3차의 연부조직 수술까지 감안한다면 성급하게 생각하지 말고 여유를 가지고 천천히 결과를 기대하는 것이 좋습니다.

04

긴 얼굴
양악수술

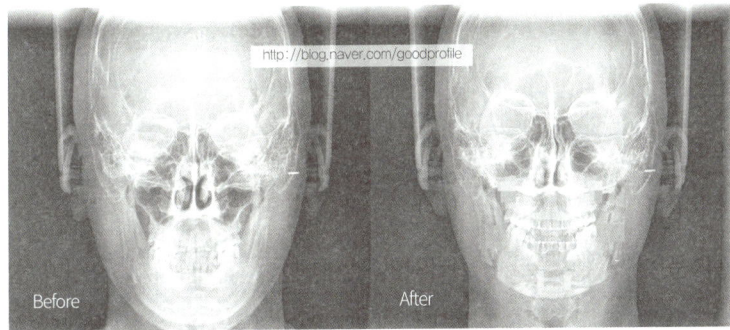

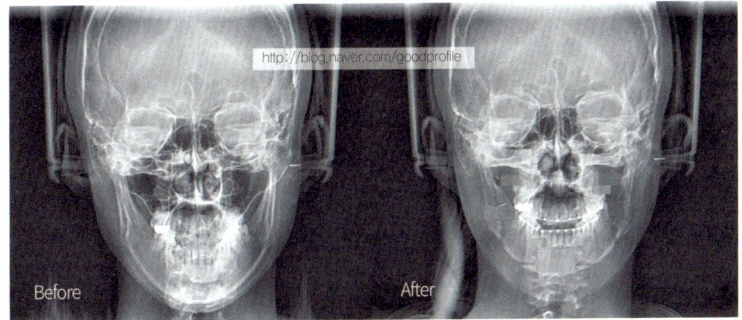

긴 얼굴 양악수술 전과 후

요즘 '베이글녀'가 남녀 모두에게 인기입니다. 베이글녀는 베이비 페이스에 몸매는 '글래머'인 여성을 뜻하는 신조어입니다. 10년 전부터 불기 시작한 동안 열풍은 지금도 식지 않고 이어져 오고 있습니다.

동안의 조건에는 동그란 눈, 깨끗하고 탄력 있는 피부 등 여러 가지가 있지만 얼굴 골격으로 보았을 때 전체적인 얼굴 사이즈가 작고 길이가 짧으며, 특히 턱이 작을수록 동안에 가깝습니다. 이처럼 작고 어려 보이는 얼굴이 아름다움의 기준이 되면서 상대적으로 길고 큰 얼굴을 가진 이들은 자신감 상실과 외모 콤플렉스로 성형외과를 찾게 됩니다.

얼굴의 길이는 크게 세 부분으로 나눕니다.

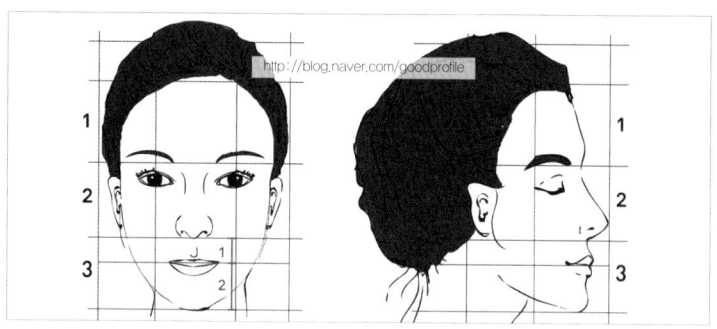

위 얼굴①, 가운데 얼굴② 그리고 아래 얼굴③입니다.

가장 이상적인 얼굴 길이는 얼굴의 세 부분, 즉 그림에서 ①, ②, ③이 같은 길이일 때를 가장 이상적인 비율이라고 합니다. 다만 동안 열풍으로 요즘 우리나라 젊은 여성들은 아래 얼굴이 작아 보이기를 원하기 때문에 ①, ②, ③의 비율이 1:1:1보다는 1:1:0.7~0.8을 선호합니다. 좀 더 턱이 작아지기를 원하는 것이죠. 또한 아래 얼굴인 ③은 위아래 입술이 만나는 라인, 즉 입꼬리를 기준으로 상하가 1:2로 나누어질 때 가장 이상적이라고 봅니다.

얼굴이 긴 원인이 어느 부위에 있는지에 따라 긴 얼굴 교정방법은 달라집니다.

위 얼굴①은 헤어라인부터 눈썹까지입니다. 이 부분은 피부와 두개골로 구성되어 있습니다. 두개골이라서 뼈를 손대지는 못합니다. 따라서 위 얼굴이 긴 경우에는 헤어라인을 옮겨주는 수술을 합니다. 모발이식을 함으로써 이마를 줄여주거나 혹은 위 얼굴이 짧을 때는 제모를 하는 방법으로 시각적인 차이를 이용해 비교적 간단하게 얼굴 길이를 조절할 수 있습니다.

가운데 얼굴②은 눈썹부터 콧망울이 만나는 지점입니다. 이곳에는 위턱뼈가 깊숙하게 자리 잡고 코라는 막강한 구조가 표면에 있어서 길이조절이 용이하질 못합니다.

단, 위턱뼈가 긴 경우 양악수술을 통해 가운데 얼굴의 길이를 어느 정도 조절이 가능하지만 전체적인 얼굴 길이를 줄이는데 크게 영향을 미치지 못합니다.

양악수술로 위턱뼈가 줄더라도 코를 포함한 연부조직, 즉 우리가 외관상으로 보는 길이는 거의 줄어들지 않기 때문입니다. 코의 길이를 줄일 수 있다면 가장 확실한 방법이지만 코끝을 살짝 들어올려 시각적으로 코가 짧아 보이는 효과를 주는 정도이지 콧대의 길이를 줄이는 것은 불가능합니다. 다행인 것은 가운데 얼굴이 긴 경우는 그리 많지 않습니다.

아래 얼굴③은 콧망울이 얼굴과 만나는 지점부터 아래턱 끝부분까지입니다. 턱 자체가 긴 경우도 있지만 앞으로 튀어나온 긴 주걱턱을 동반한 경우가 많아 유난히 더 얼굴이 길어 보일 뿐 아니라 인상도 강해 보입니다. 다행인 것은 아래 얼굴이 길 경우 줄일 수 있는 수술 방법이 잘 발달되어 있다는 것입니다.

아래 얼굴의 길이를 구성하는 요소는 두 가지입니다. 위턱뼈와 아래턱뼈. 이 중에 아래턱뼈만 긴 긴 얼굴은 수술이 간단합니다. '턱끝축소술'을 받으면 됩니다. 샌드위치 모양으로 잘라내면서 얼굴 프로필에 따라 턱끝을 뒤쪽으로 혹은 앞으로 이동도 가능합니다.

문제는 위턱뼈가 긴 경우입니다. 위턱뼈만 길거나 위턱뼈와 아래턱뼈가 같이 긴 경우, '양악수술'이 필수입니다. 위턱을 절골하면서 필요한 길이만큼 잘라내고 고정을 해주어야 합니다. 위턱뼈를 줄이면 위아래 치아끼리 교합이 맞지 않기 때문에 위턱뿐 아니라 아래턱까지 수술을 해야 합니다. 상악수술이 아닌 양악수술이 필요한 이유입니다.

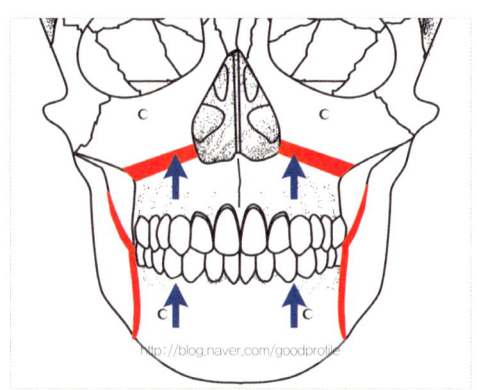

그림에서 보이는 위턱의 두꺼운 빨간 라인을 잘라내고 파란색 화살표 대로 밀어올리면 위턱의 길이가 줄어듭니다. 위턱이 길어서 치아나 잇몸이 너무 많이 보이는 경우 드라마틱하게 좋아집니다.

아래턱의 빨간 라인은 하악수술 SSRO(BSSO)절골선입니다. 치아끼리 교합을 맞추기 위해서 아래턱도 절골을 해서 화살표 방향대로 위로 올려야 합니다.

타 병원에서 긴 얼굴을 교정하기 위해 턱끝축소술을 받고 온 환자가 있었습니다. 아래턱은 정상적인 길이였으나 위턱이 긴 경우였습니다. 이 경우는 양악수술로 위턱뼈를 줄임으로써 얼굴 길이를 줄여야 하는데, 아래턱만 줄이는 턱끝축소술을 받아 얼굴 길이의 균형이 깨진 상태였습니다. 잘못 적용된 수술로 인해 아래턱은 기형적으로 짧아졌고 위턱은 상대적으로 더 길어 보이는 결과가 나타난 것입니다. 환자 본인도 첫 수술 후 결과가 만족스럽지 않아 재수술을 위해 저에게 내원한 것이었습니다.

저는 양악수술뿐 아니라 비정상적으로 줄어든 아래턱을 제자리에 돌려놓는, 즉 길이를 늘리는 수술도 동시에 시행하였고 그 환자분은 균형잡힌 얼굴을 되찾을 수 있었습니다.

이전 병원에서 상담할 때 '양악수술은 위험하다'며, 그냥 턱끝축소술을 권유했다고 합니다. 그 결과 환자분의 얼굴 비율이 기형적으로 된 것이죠.

양악수술보다 더 위험한 수술은 바로 '잘못 적용된 수술'입니다. 모든 수술이 그렇지만 특히 긴 얼굴은 그 원인이 무엇인지 정확하게 진단하고 원인에 맞는 수술법을 적용해야 합니다. 또 이를 시행하기 위해서는 반드시 얼굴 프로필을 잘 볼 수 있는 성형외과 의사를 만나야 하며, 양악 수술을 포함한 어떤 경우의 수술이라도 모두 가능한 숙련된 얼굴뼈 전문의에게 진단과 수술을 받으시라는 당부의 말씀드립니다.

05

돌출입수술

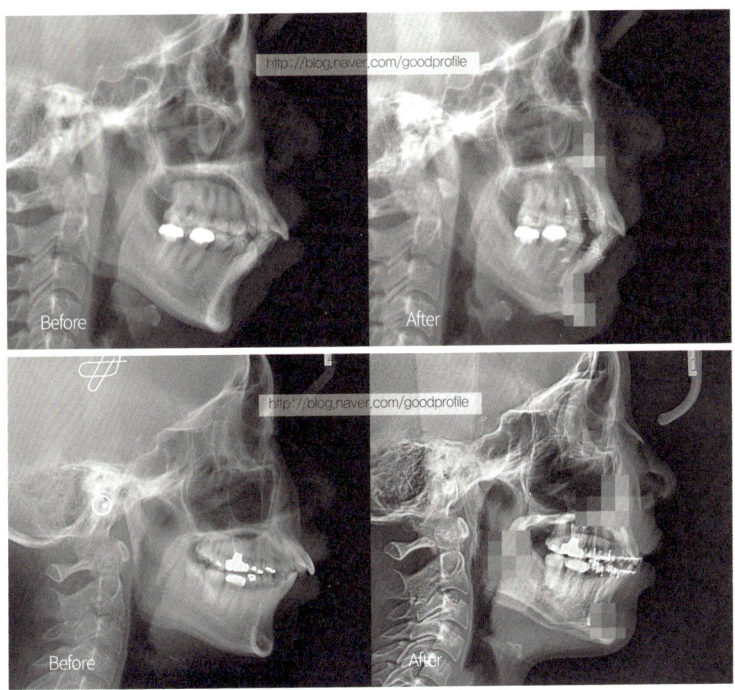

돌출입수술 전과 후

돌출입은 돌출된 정도에 따라 '매력의 요소'가 될 수도 있고, '노안의 주범'이 될 수도 있습니다. 치아교합에 영향을 미치지 않고 눈에 띄지 않을 정도의 적당한 돌출입은 개성 있는 외모를 더욱 돋보이게 합니다.

반면 눈에 거슬리게 튀어나온 입매는 어딘지 모르게 세련되지 못한 인상을 주고 늘 화난 듯 보여 상대에게 오해를 사기도 합니다.

돌출된 입매는 얼굴 전체에 영향을 줍니다. 입 주변부로 그림자가 지고 팔자주름이 깊어지며, 시각적으로는 아래턱이 상대적으로 무턱으로 보이며, 코끝은 실제보다 더 낮아 보입니다. 외모에 민감한 젊은이들에게 돌출입은 콤플렉스가 될 수 있습니다. 돌출입은 특히 한국, 중국 등의 아시아 국가나 동남아시아에서 많이 발견됩니다.

그래서 돌출입수술은 우리나라에서도 많이 시행이 되고 있는 수술입니다. 수요가 많다 보니 기술이 발달하고 수술시간도 점점 단축이 되어 제 기준으로 1시간~1시간 30분이면 봉합까지 모든 과정이 끝납니다.

돌출입은 원래 전문용어로 치조전돌증(Dentoalveolar protrusion)이라 하고, 돌출입교정을 위한 돌출입수술은 흔히 ASO(Anterior Segmental Osteotomy)라는 전방분절골절단술로 진행합니다.

돌출입수술을 위해서 우선 파란 표시가 되어 있는 치아를 위, 아래, 좌, 우 한 개씩 발치합니다. 제1소구치라는 첫 번째 작은 어금니입니다. 그러면 치아를 뽑은 곳에 공간이 생깁니다. 수직으로 빨간색으로 빗금 친 부분이 바로 그 공간이 됩니다. 그 공간만큼 돌출되어 있는 앞턱을 뒤로 밀어 넣는 수술이 바로 돌출입수술입니다.

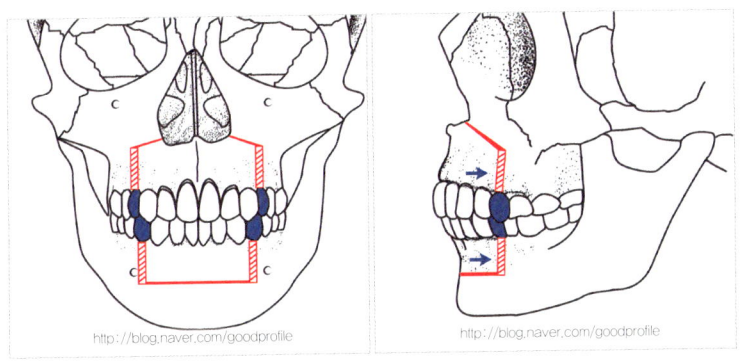

돌출입수술 방법

이때 치아만 뽑고 바로 뒤로 밀어 넣으면 입이 들어가지 않겠죠. 그래서 입천장 점막을 들어 올리고 치아 뿌리쪽의 턱뼈뿐 아니라 입천장뼈도 잘라줍니다. 이 과정이 제일 중요하고 힘든 부분입니다.

왜냐하면 일반적인 돌출입수술의 경우 돌출된 앞 턱뼈는 입천장 점막으로만 혈액을 공급받는데 이 과정에서 입천장 점막이 찢어지기라도 한다면 앞 턱뼈에 피가 통하지 않아서 괴사할 수 있습니다. 이렇게 되면 앞 턱뼈가 없어지는 상상하기조차 싫은 가장 두려운 합병증이 생깁니다.

그래서 절골된 앞 턱뼈에 혈행을 유지시켜 주는 것이 중요한데 입천장의 점막만으로는 안심이 되지 않아 저의 경우 잇몸 조직과 볼점막 등을 살려 연결해줌으로써 입천장에 손상이 가더라도 혈행을 충분히 확보하여 앞턱 괴사라는 심각한 부작용이 생기지 않도록 하고 있습니다.

그러니 안심하고 돌출입수술을 받으셔도 됩니다. 치아를 뽑은 만큼 공간이 확보되면 이제 밀어 넣기만 하면 되죠. 밀어 넣고 나사로 고정을 해줍니다.

돌출입수술은 양악수술보다 수술 범위가 좁아 수술도 빨리 끝나지만 회복도 빠른 수술입니다. 짧은 수술 시간에 비해 효과는 아주 드라마틱하여 환자들의 만족도도 매우 높습니다.

효과 좋은 수술이지만 환자 입장에서는 수술에 대한 두려움이나 금전적인 문제 등으로 치아교정만으로 돌출입을 치료할 수는 없는지 묻는 경우도 있습니다.

대부분의 돌출입은 돌출입수술이 가장 효과적이지만, 간혹 치아교정이나 양악수술로 바로잡아야 하는 경우도 있습니다. 돌출입 치료는 환자 선별을 잘해야 합니다. 모든 수술이 그렇겠지만 돌출입의 경우 돌출의 원인과 정도에 따라 치료방법이 달라지고 그 결과도 달라집니다.

많지는 않으나, 간혹 잇몸뼈는 정상적인 위치에 있는데 치아만 앞으로 돌출되어 입이 돌출입처럼 보이는 경우가 있습니다. 돌출이라기보다는 흔한 표현으로 치아가 삐드러져 있는 것입니다. 아무튼 겉으로 보았을 때는 입 매무새가 튀어나와 있으니 돌출이죠.

이 경우에는 치아교정만으로 돌출입교정이 가능합니다. 치아를 양측에 하나씩 뽑고 교정으로 밀어 넣기도 합니다.

대부분의 돌출입은 치아와 잇몸뼈가 같이 돌출되어 있습니다. 이런 경우 치아교정만으로는 돌출입이 교정되지 않아 돌출입수술을 해야 합니다. 치아교정은 치아의 배열을 바꾸는 치료이지 잇몸뼈를 움직이게 할 수는 없기 때문입니다.

돌출입교정을 위해 교정치과에서 치아교정을 받았는데, 교정이 완료

된 후 치아는 좀 들어가 보이지만 전반적으로 돌출된 얼굴 프로필은 큰 변화가 없거나, 오히려 얼굴이 더 어색해져 결국 수술을 받기 위해 오시는 분들이 많습니다. 치아만 안으로 들어가고 잇몸뼈는 여전히 돌출된 채 제자리에 있기 때문이죠. 결국은 잇몸뼈를 집어넣어주는 돌출입 교정수술을 받아야 합니다.

그런데 이런 경우 치아교정 시 발치한 치아가 문제가 될 수 있습니다. 치아교정만으로 돌출입을 해결하기 위해 교정 전 양측에 한 개씩 발치를 하고 치아교정 치료를 진행했다면, 돌출입수술이 불가능할 수 있습니다.

앞서 말했듯 돌출입수술은 치아를 양측에 하나씩 뽑고 그 공간으로 밀어 넣는 수술입니다. 그런데 치아교정을 하면서 이미 치아를 뽑아버리고 그 공간을 교정으로 메꿨기 때문에 돌출입수술을 할 수가 없는 것입니다.

이런 경우는 어떻게 할까요?

치아를 하나 더 발치하거나 수술이 좀 더 커지기는 하겠지만 어쩔 수 없이 양악수술을 계획해야 합니다. 그런데 치아가 더 없어지면 안 되겠지요. 그래서 대부분 양악수술을 권해드리게 됩니다. 수술이 커지면서 환자도 더욱 고생하고 수술비도 더 들어가게 되는 것이지요.

그래서 돌출입 치료를 고민하고 있으신 분들은 치아교정을 할지 수술을 받을지에 대해서 교정치과뿐 아니라 성형외과를 찾아서 정밀하게 진단을 받아 보아야 합니다. 치아까지 뽑고 오랜 기간 치아교정을 하였는데, 얼굴 프로필이 마음에 들지 않아서 수술을 하려고 해도 이미 발치를 했기 때문에 수술을 할 수 없는 경우를 여러 번 봐왔기 때문입니다.

결국 양악수술을 받거나 수술을 포기하고 살아야 하는 것이죠. 한 번에 효과적으로 돌출입을 교정하고 싶다면 정확한 진단과 적합한 수술 방법을 찾아야 한다는 것을 잊지 마시기 바랍니다.

Chapter 03

양악수술 후 부작용은
루머일까? 사실일까?

양악수술을 받은 한 여성이 사망했다는
뉴스가 전국을 떠들썩하게 했습니다.
그 이후 양악수술은 절대 해서는 안 되는 수술,
사람의 목숨을 앗아가는 무시무시한 수술이 되어버렸습니다.
양악수술 괴담,
어디까지가 진실이고 거짓일까요?

양악수술은
목숨 걸고
받아야 하는 수술?

몇 년 전 성형외과, 치과 할 것 없이 양악수술이나 안면윤곽수술에 대한 의료사고와 사망사고가 매스컴에서 주목을 받았던 적이 있습니다. 얼굴뼈수술 중 사망은 분명 흔한 일이 아닙니다. 정해진 매뉴얼대로 정확하게 정도를 지켜 수술한다면 절대 발생하지 않는 일입니다.

그럼에도 불구하고 이런 불미스러운 일이 발생한 원인은 과다출혈로 인한 저혈압성 쇼크가 원인입니다. 안면윤곽이나 양악수술은 과다출혈을 일으킬 만한 혈관과 밀접한 관련이 있고, 예상치 못한 출혈 시 쉽게 출혈을 멈출 수 있을 것 같지만 실제는 매우 어렵습니다. 해부학적 지식이 풍부하고 수술 경험이 많아야 합니다. 왜냐하면 모든 술기가 구강, 즉 입이라는 협소한 공간에서 이루어지기 때문입니다.

또 모든 환자들은 얼굴 구조가 다릅니다. 교과서에서 본 그림대로 딱 떨어지게 위치해 있지 않을 뿐 아니라 여러 뼈 조직과 연부조직에 가려져 시야를 확보하기가 어렵습니다. 즉, 집도의가 경험이 없는 경우 출혈의 원인을 잡지 못하고 오히려 주변의 조직들에 손상을 주어 출혈과 부기는 점점 심해지고 심각한 경우 사망까지 발생할 수 있는 것입니다. 그래서 안면윤곽이나 양악수술시 출혈은 매우 위험합니다.

물론 경험이 많은 의사들은 미리 손상받을 수 있는 혈관을 다 보호하기 위한 조치를 취해 놓고 수술을 합니다. 즉, 출혈 사고가 날 일이 거의 없다는 이야기입니다. 만에 하나 혈관이 끊겨 출혈이 되었을 경우엔 대량출혈을 일으키는 각 혈관별로 지혈시키는 방법이 존재합니다.

항간에 떠도는 소문에는 양악수술은 출혈이 많아 반드시 수혈을 해야 하고, 어떤 병원에서는 미리 환자의 피를 채취해서 자가수혈을 하는 것을 자랑스럽게 여기고 마케팅에 활용하고 있다고 합니다.

저 같은 경우 양악수술 시에 출혈을 일으킬 수 있는 혈관 및 기타 조직을 미리 보호하고 수술을 진행하며, 출혈이 있을 수밖에 없는 수술의 경우 출혈을 최소화할 수 있는 수술 방법을 개발하여 출혈을 최소화시키고 지금까지 양악수술 시에 수혈을 하지 않고 있습니다. 이러한 수술 방법 및 출혈 데이터 등을 논문으로 정리하여 국제 학술지에 발표를 하였습니다.

출혈이 적고 수혈을 하지 않는다는 것은 최근의 사망사고의 직접적인 원인인 과다출혈의 방지라는 중요한 의의 외에도 중요한 의미가 한 가지 더 있는데 바로 회복이 빠르다는 것입니다.

즉, 출혈이 적다는 것은 그만큼 조직에 상처를 덜 준다는 얘기이고 이는 멍이 들지 않고 부기를 최소화하여 회복이 빠르다는 것을 의미하기 때문에 매우 중요한 포인트입니다.

무수혈 양악수술과 양악수술 시 출혈에 대한 연구 논문이 구강악안면외과학의 권위 있는 국제학술지 SCI저널 〈JOMS(Journal of Oral and Maxillofacial Surgery)〉에도 채택되었습니다.

이 저널은 미국 악안면외과의사(AAOMS, American Association of Oral and Maxillofacial Surgeons)들의 모임에서 발간하는 저널로 이 모임은 악안면성형외과 의사뿐 아니라 구강외과 의사, 이비인후과 의사까지 다양한 의사들이 모인 매우 큰 단체입니다. 이 모임에서 발간하는 저널은 악안면 분야에서는 가장 권위 있는 저널 중 하나로 알려져 있습니다.

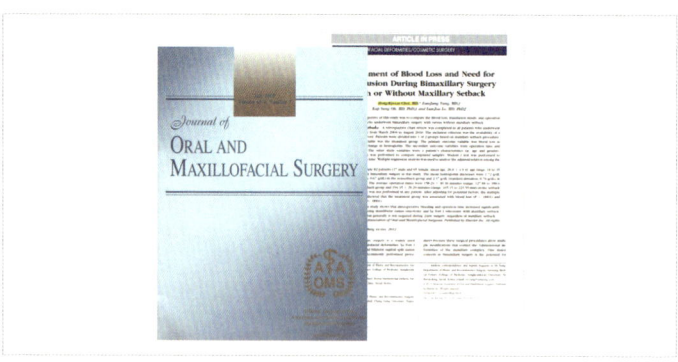

- Assessment of Blood Loss and Need for Transfusion During Bimaxillary Surgery
  With or Without Maxillary Setback
  [Journal of Oral and Maxillofacial Surgery 71(2): 358, 2013]

논문 내용을 간략히 정리해보면 위턱을 집어넣는 양악수술이 출혈이 더욱 심한 것으로 알려져 있어 위턱을 집어넣는 양악수술과 위턱을 넣지 않는 양악수술의 출혈량을 정확한 혈액 데이터를 통해 비교하고, 또 양악수술 시 수혈은 반드시 필요한 것인지에 대해 분석하고 있습니다.

결론적으로 양악수술 시 위턱을 집어넣는 단계에서 출혈이 조금 더 심하기는 했지만 결과적으로 위턱을 집어넣는 양악수술이든 넣지 않는 양악수술이든 수혈을 할 정도의 출혈은 없었고 따라서 수혈을 할 필요가 없다는 내용입니다.

양악수술 시 일반적인 출혈은 어쩔 수 없는 현상입니다. 다만 이러한 출혈을 최대한 줄이고 수혈을 하지 않는 방향으로 양악수술을 진행을 한다면 더욱 안전하겠지요. 실제로 무수혈 양악수술은 수술 단계가 줄어들어 수술시간이 짧을뿐 아니라 혈관과 조직 손상이 적어 그만큼 멍과 부기가 적고, 환자의 회복 시기도 앞당겼습니다.

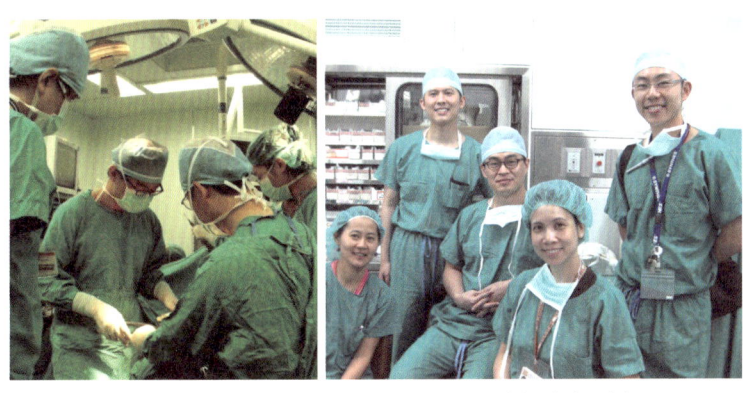

대만 장경기념병원 연수 당시 Dr.Lo 교수님과 레지던트 팀원들과 찍은 사진

대만 장경기념병원 연수 당시 담당교수님이셨던 Dr. Lun-Jou Lo께서는 항상 제가 양악수술을 마치면 출혈량이 얼마였냐고 스트레스를 주셨습니다.

그때 그 스트레스로 인하여 지금은 출혈이 최소화된 기술들을 습득하게 되었고, 수혈을 하지 않는 무수혈 양악수술을 하게 되었습니다. 얼마 전 한국을 방문하셨을 때 이 논문에 대해 말씀드리면서 그때 스트레스 주셔서 감사드린다고 했더니 매우 크게 웃으셨습니다.

양악수술 후
아랫입술과
아래턱에 감각이 없어요

양악수술 시 이런저런 신경들이 손상 받을 수 있겠지만 실제 일상생활에 불편함을 주고 소위 '부작용이다'라고 말할 수 있을 정도의 문제가 되는 신경은 두 가지입니다. 바로 '하치조신경'과 '안면신경'입니다.

첫 번째는 양악수술 시 가장 흔한 부작용으로 뉴스나 신문 등 매스컴에서 자주 언급되는 하치조신경의 손상입니다. 사각턱수술이나 턱끝수술 시에도 손상이 된다고 여러 차례 말씀을 드렸습니다. 몇 해 전에 모 여자 방송인이 TV 토크쇼에 출연해 양악수술을 받았는데, 침을 흘려도 밥알이 얼굴에 붙어도 모른다고 이야기해 이슈가 되었습니다.

바로 그 신경입니다. 그래서 요즘에는 양악수술을 받으면 당연히 감각이 없어지는 것으로 아시는 분도 있습니다. 그러나 사실은 전혀 다릅니다. 제 경우 신경 손상이 되지 않는 수술법을 사용함으로써 최근 수년간 신경이 손상되는 경우는 없었습니다.

양악수술 시 아래턱수술을 하는 과정에서 다음 그림과 같이 얇은 아래턱뼈를 얇은 두 개의 판으로 가르는데, 그 가운데 '하치조신경'이 지나 갑니다. 이 신경은 아랫입술 및 턱의 감각에 관여합니다.

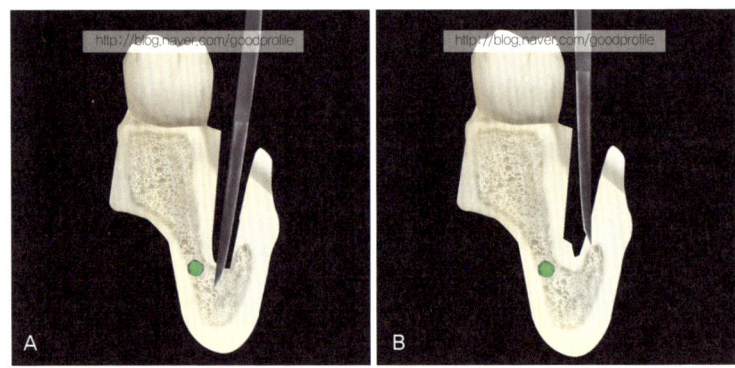

이 신경을 피할 수 있는 수술법을 사용하지만 일부 신경은 어쩔 수 없이 잘릴 위치에 있는 경우도 있습니다. 물론 경험이 많은 의사의 경우 어느 위치에 있든 신경이 잘리지 않게 수술하는 자기만의 노하우를 가지고 있습니다. 그러나 부득이하게 신경 손상이 되는 경우도 있습니다. 제가 해외연수 때 근무했던 양악수술의 세계적인 메카라고 불리는 대만 장경기념병원의 교수님들도 아주 가끔 신경을 자르셨습니다.

물론 신경이 잘리는 경우 당연히 접합을 하죠. 입속의 좁은 공간에서 머리카락같이 가는 실로 어떻게 신경을 접합할 수 있을까 싶지만 장경기념병원 기술로는 충분히 접합이 가능합니다. 저도 있을 수 없는 일이지만 만에 하나, 손상이 생기더라도 그 방법으로 신경 접합을 하고 있으니 신경 손상에 대한 두려움 없이 수술받으셔도 됩니다. 결론적으로, 하치조신경 손상으로 인한 영구적인 감각소실은 제대로 수술하면 발생하지 않습니다.

만약 사각턱수술 시 신경이 잘리거나 접합되지 않았다면 이후 양악수술을 받았을 때 어떤 영향을 줄까요?

제가 재수술 시 하치조신경 손상 위험성의 증가에 대해 환자를 분석하고 원인을 연구하여 작성한 논문이 성형외과학의 가장 권위 있는 학술지 SCI저널인 〈JPRAS(Journal of Plastic, Reconstructive and Aesthetic Surgery)〉에 게재되었습니다.

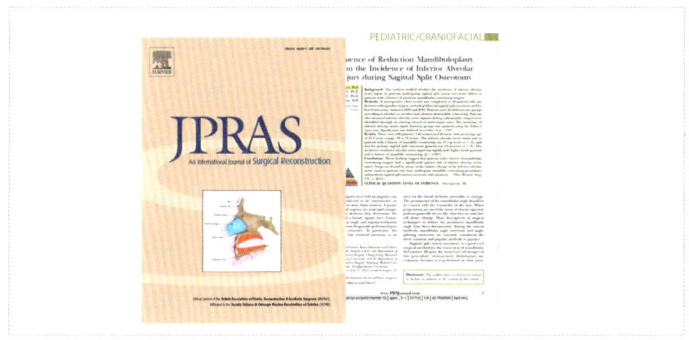

- The Influence of Reduction Mandibuloplasty History on the Incidence of Inferior Alveolar Nerve Injury during Sagittal Split Osteotomy
[Journal of Plastic, Reconstructive & Aesthetic Surgery 131(2): 231, 2013]

이전에 사각턱수술을 받은 환자의 경우 다시 양악수술을 받을 때 부작용인 신경 손상의 빈도가 증가한다는 내용입니다.

따라서 양악수술뿐아니라 모든 수술을 받고자 할 때는 정확한 진단이 최우선적으로 시행되어야 하고, 그 분야의 모든 수술에 정통한 의사에게 수술을 받으셔야 합니다.

모든 종류의 수술에 정통한 의사이야 정확한 진단과 더불어 그 진단에 맞는 정확한 수술을 할 수가 있고, 그래야만 앞 논문의 환자들처럼 효과가 없거나 부작용으로 인해 다시 수술을 받는 경우가 없어질 것입니다.

양악수술 후
안면마비가 되었어요

양악수술 시에 손상을 받을 수 있는 신경은 대표적으로 두 가지가 있다고 앞서 말씀을 드렸습니다. 바로 하치조신경과 안면신경이죠.

앞서 하치조신경은 아랫입술과 아래턱의 감각에 관여하는데, 경험 많은 의사의 경우 손상시키지 않는 노하우가 있어 크게 걱정하지 않으셔도 된다고 말씀드렸습니다.

양악수술 시 손상받을 수 있는 또 다른 신경은 안면신경입니다. 안면신경은 우리 얼굴의 표정을 담당하는 신경입니다. 감각신경이 아니고 운동신경입니다. 안면신경이 손상을 받으면 안면마비가 오겠지요. 흔히 '구안와사'라고도 불립니다.

제가 장경기념병원에서 양악수술 연수를 받을 당시 지금도 잊지 못하는 날이 있습니다. 금요일 오전부터 양악수술과 하악수술 포함 총 4건의 악교정 수술을 새벽 1시가 넘어서 모두 끝내고 숙소에 돌아와 토요일 아침까지 꿀맛 같은 늦잠을 자고 있었습니다. 이때 치프 레지던트로부터 전화가 한 통이 걸려 왔습니다.

전날 양악수술을 받은 한 환자가 얼굴 한쪽에 완전히 안면마비가 왔다는 것입니다. 자다 일어나 부리나케 병원에 달려가보니 실제로 환자분의 한쪽 얼굴이 아예 움직이지 않았습니다.

입이 다물어지지도, 눈이 감기지도, 이마에 주름이 지어지지도 않는 것이 전형적인 'complete facial palsy' 완전한 한쪽의 안면마비가 생긴 것이었습니다. 순간 잠이 깨고 하늘이 노래지는 그 기분은 아마도 당해보지 않으신 분은 전혀 이해가 되지 않을 것입니다.

찾아보니 이러한 안면마비는 이전에도 전 세계적으로 몇몇 논문을 통해 보고된 적이 있습니다. 보고된 논문들을 검토해보니 '전원 6개월 이내에 회복이 된다'는 것이었습니다. 그래서 그 환자분 또한 회복이 되기를 기다리면서 교수님의 추천으로 그동안 장경기념병원에서 시행한 양악수술 중에서 안면마비가 생긴 경우를 모아서 논문을 쓰기로 하였습니다.

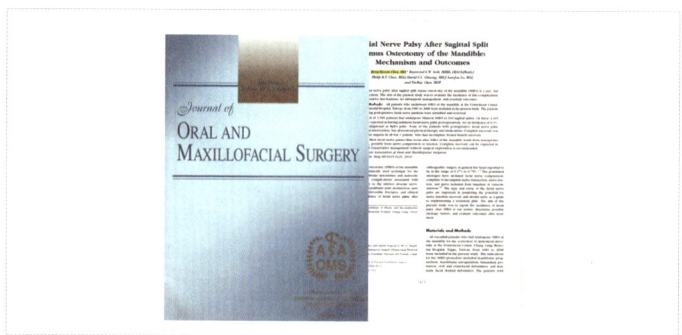

- Facial Nerve Palsy After Sagittal Split Ramus Osteotomy of the Mandible: Mechanism and Outcomes
[Journal of Oral and Maxillofacial Surgery 68(7): 1615, 2010]

장경기념병원에서 양악수술 후 안면마비가 발생한 총 6명의 환자를 전원 리뷰를 하고 안면마비의 기전과 결과 및 예후에 관한 내용을 분석하여 모든 양악수술을 하는 의사들이 교과서처럼 찾아볼 수 있도록 말입니다.

　제 연구에 의하면 하악수술(흔히 BSSO 혹은 SSRO) 후에 0.1%가 안면마비가 생기며 한 명을 뺀 모든 환자는 6개월이 되기 전에 모두 회복되었습니다. 회복이 되지 않은 한 명도 일부분만 회복이 되지 않았습니다.

　이 논문은 〈JOMS(Journal of Oral and Maxillofacial Surgery)〉라는 악안면외과학의 가장 권위 있는 저널에 실리게 되었습니다.

　저는 항상 수술 전에 환자분들께 이렇게 말씀드립니다.

　"양악수술 시 하치조신경 손상에 따른 아래턱 감각저하와 안면신경 손상에 따른 안면마비가 올 수 있습니다. 아주 드물게 마비가 일어나는 경우가 있지만, 회복되니 걱정하지 않으셔도 됩니다."

　물론 양악수술 시에 신경이 눌리거나 국소마취제 등의 영향으로 일시적인 마비 혹은 감각저하가 일어날 수 있으나 '제대로' 수술이 시행된다면 영구적인 운동장애나 감각소실은 일어나지 않습니다.

　말도 되지 않는 수술 실력으로, 그야말로 엄하게 안면신경을 고의로 자르지 않는 이상 제가 쓴 논문에서도 알 수 있듯이 '제대로'만 수술을 받으신다면 안면부에 감각저하나 마비증상은 생겼다가 사라지는 부작용이니 6개월 이내에 모두 회복이 되니 안심하고 기다려 주시기 바랍니다.

04

수술 후
코퍼짐이 생겼어요

한때 케이블 방송의 메이크오버쇼에서 드라마틱하게 아름다워진 출연자들을 보고 양악수술이 무척이나 인기를 끌었습니다. 심한 주걱턱, 안면비대칭 얼굴이 정상적으로 돌아온 것은 물론이고 심지어 연예인처럼 작고 입체적이기까지 했으니 이를 '양악수술의 마법'으로 생각했던 것이죠.

그러나 출연자들이 수술한 항목들을 살펴보면 양악수술뿐 아니라 윤곽수술, 눈, 코 성형에 지방이식까지 포함된 경우가 많습니다. 때문에 프로필만 변한 것이 아니라 눈도 커지고 코도 오뚝해진 것이죠. 결코 양악수술만으로는 그들 같은 변화를 기대할 수 없습니다.

양악수술 후에 코가 오뚝해져서 나타난 메이크오버 출연자들과 달리 일반적으로 양악수술만 받은 환자들은 오히려 코가 펑퍼짐하게 퍼지는 부작용을 호소하는 경우가 많습니다.

턱 교정 수술을 받았는데 왜 멀쩡한 코가 펑퍼짐해질까요?

그림에서 보이는 빨간 점선이 양악수술 중 상악의 절골선입니다.

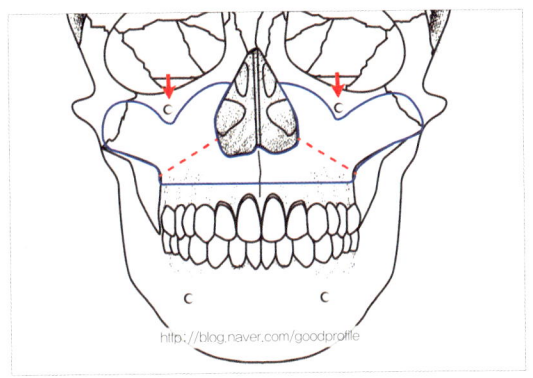

http://blog.naver.com/goodproflle

이렇게 절골을 하고 재배치하기 위해서는 뼈를 노출시켜야 하는데 이 과정에서 뼈에 붙어 있는 근육, 골박 등을 들어올립니다. (그림의 파란선 안쪽의 부분은 모두 들어올리게 됩니다.) 화살표가 가리키는 부분은 감각을 담당하는 신경입니다.

심지어 콧구멍과 코 바닥까지 들어올리게 되죠. 즉, 콧망울 부위를 포함한 부분, 코 전체 길이의 아래 약 1/3이 들어올려지게 되는 겁니다. 이때 코를 제자리에 잡아주는 역할을 하는 인대도 모두 들어올리게 되죠. 그러면 당연히 양악수술 후에 아무런 조치를 취하지 않을 경우 코가 옆으로 넓어지는 코퍼짐 현상이 일어납니다.

그래서 양악수술 경험이 있는 전문의라면 저마다 코를 모아주는 노하우를 가지고 있을 것입니다. 저도 대만 장경기념병원의 스승이신 Dr. Lo 교수님께서 알려 주신 방법을 쓰고 있습니다. 제가 대만 연수 전에 쓰던 방법은 코퍼짐은 예방할 수 있으나 코가 들리는 현상, 즉 돼지코가 되는 단점이 있었습니다. 연수 후 새로 배운 방법을 쓰고 나서부터 코퍼짐 뿐 아니라 코가 들리는 현상도 없어져 환자분들의 만족도가 높습니다.

제가 성형외과 의사이기 때문에 간혹 양악수술과 코 성형을 같이 받을 수 있는지 문의하는 경우가 있습니다. 한 번에 드라마틱하게 변신하고 싶기도 하고 이왕 하는 고생 한 번으로 끝내고 싶으신 마음도 이해합니다. 그러나 양악수술과 코 성형은 동시에 할 수 없습니다.

왜냐하면 양악수술 시 마취 튜브를 코에 넣습니다. 즉, 코에 삽관을 하기 때문에 코 성형을 못합니다. 물론 양악수술이 끝나고 튜브를 뽑고 코 수술을 하면 되지 않냐고 반문하실 수 있지만, 전신 마취에서 튜브를 뽑고 깨어날 때 호흡을 원활하게 하기 위한 마스크를 착용해야 합니다. 이 과정을 하지 않고 코 성형을 한다면 영원히 깨어나지 못할 수 있습니다.

그리고 양악수술을 하면 얼굴형이 이전과 달라집니다. 예전에는 주걱턱 때문에 낮아 보였던 코가 부기가 빠지고 회복이 끝나면 높아 보일 수도 있는 것입니다. 이는 양악수술뿐 아니라 안면윤곽수술에도 해당되는 사항입니다. 얼굴이 갸름해지거나 작아지면서 코의 높이나 코 모양이 상대적으로 달라 보일 수 있습니다.

때문에 양악수술 후 완전히 프로필이 안정되고 나서 그때 코 성형 여부를 정해도 늦지 않습니다. 모든 수술에는 순서가 있는 법입니다. 순서에 따라 '원칙'을 지켜 수술을 받으셔야 안전하고 후회 없는 결과를 얻을 수 있습니다.

05

주걱턱이
재발했어요

심한 주걱턱으로 양악수술을 받고 무척 만족했던 환자가 있습니다. 수술 후 한 달쯤 지난 시점에서 상태를 확인하기 위해 내원했는데, 그때 그분이 했던 말이 양악수술 전후 환자가 겪는 심리적인 두려움을 반영하고 있는 듯해 인상적이었습니다.

"원장님, 분명히 수술이 잘 끝났는데도 매일 아침 눈을 뜰 때면 예전처럼 턱이 자라나 있지 않을까 걱정이 돼요."

피노키오 코도 아니고 잘라낸 턱이 과연 다시 자랄까, 터무니없는 말 같지만 가능한 얘기입니다.

지금까지 수많은 양악수술을 하였는데, 환자 2명이 재발하였고 이로 인해 재수술하는 경험을 했습니다. 주걱턱 환자였고 수술은 잘되어 저도 환자도 모두 결과에 만족했는데, 6개월 후 점점 턱이 다시 원래 위치로 돌아가 끝내 재수술을 해야만 했습니다.

안면비대칭이나 주걱턱 수술, 즉 양악수술 후 흔히 장기적으로 오는 부작용이 바로 재발 혹은 회귀입니다. 제가 1년간 전임의로 일했던 장경기념병원에서도 재발율은 대략 20%로 생각합니다.

20%의 환자가 재발된다는 뜻이 아니라 환자마다 20%, 즉 10mm를 집어넣으면 2mm는 다시 나온다는 뜻입니다. 여러 논문을 살펴봐도 이 정도의 재발은 일어나는 것으로 보고되고 있습니다. 주걱턱이 아니고 무턱으로 아래턱을 앞으로 잡아 빼는 수술도 마찬가지로 재발되고요.

물론 수술하는 의사들 나름대로 각자 재발을 방지하는 노하우가 있습니다. 가장 흔하게는 '과교정'을 합니다. 어느 정도 경험이 있는 의사라면 과교정은 필수라는 것을 알고 실제 수술을 그렇게 하실 겁니다. 수술 시 20%를 더 집어넣는 것이죠. 그런데 환자에 따라 재발이 더 되기도 하고 덜 되기도 합니다. 그래서 가장 중요한 것은 의사의 판단입니다. 어느 정도로 턱 관절을 맞출지 그리고 어떤 상태로 절골한 턱뼈를 고정하는지에 따라 수술 후 결과뿐 아니라 수술 후 재발에 크게 영향을 끼칩니다.

저도 자세히 서술하기는 어렵지만 저만의 재발 방지 노하우가 있습니다. 양악수술의 단순한 술기는 교과서나 선생님들로부터 배울 수 있지만, 말로 설명하기 힘든 노하우는 여러 번의 시행착오와 경험을 통해서만 얻을 수 있습니다.

재발과 회귀를 예방하는데 수술 못지않게 중요한 것이 수술 후 관리입니다. 특히 안면비대칭 환자는 얼굴의 모든 조직들, 뼈뿐 아니라 근육을 포함한 모든 연부조직이 비대칭에 맞춰져 있습니다. 양악수술을 해서 뼈를 제자리에 돌려놓아도 모든 조직들은 수십 년간 고정되어 있던 원래 위치, 즉 비대칭 때 있던 위치로 돌아가려는 성질이 있습니다. 그래서 수술 후에 예전 위치로 돌아가려는 조직들을 바로잡기 위해서 교정과와 성형외과가 머리를 맞대고 고무줄이나 교정장치 등을 이용해 재발을 방지하는 노력하게 됩니다.

이때 환자는 병원에서 제공하는 부가적인 치료법과 생활 준수사항들을 잘 따라주서야 끝까지 좋은 결과를 얻을 수 있습니다.

양악수술 후 어느 정도의 재발 혹은 회귀 증상은 발생할 수 있지만 수술 전 계획과 수술 중 집도의의 노하우 및 수술 후 관리에 의해서 좌우되기 때문에 수술 후에도 끝까지 책임감을 가지고 케어하는 병원, 실력과 경험이 풍부한 전문의를 선택하시기 바랍니다.

06

돌출입수술 후
합죽이가 되었어요

아름다운 여배우의 옆모습을 보면 공통적으로 도톰한 이마, 오뚝한 코, 그리고 안쪽으로 들어가 있는 입매 그리고 이 모든 포인트들이 자연스럽게 물 흐르듯 연결되어 있습니다. 특히 코끝과 턱끝을 연결한 가상의 선인 심미선(Esthetic Line)보다 입매가 들어가 있어야 아름다운 프로필로 여겨집니다.

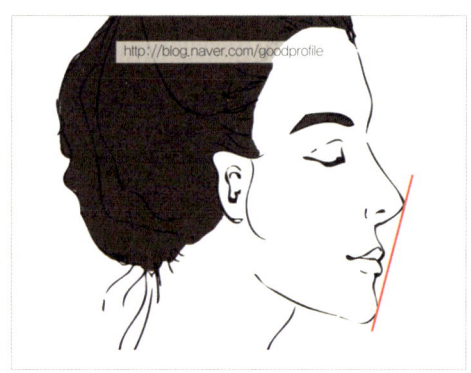

그러나 몇 mm의 근소한 차이로 미녀에서 할머니가 될 수도 있습니다. 입이 너무 들어간 나머지 얼굴의 밸런스가 맞지 않아 어색하고 나이 들어 보일 수 있습니다.

돌출입수술도 양악수술과 마찬가지로 성형외과 의사와 교정과 의사가 함께 협진을 합니다. 성형외과 의사가 수술 방법을 정하고 교정과 의사와의 협진으로 몇 mm 집어넣고 뺄지 자세한 계획을 세웁니다. 그리고 이에 맞춰 웨이퍼라는 플라스틱틀을 만들고 성형외과 의사가 수술을 합니다.

그런데 문제는 교정과 의사는 주로 뼈 사진을 보고 표준에 맞춰서 수술 계획을 잡는다는 것입니다. 그러나 입이 돌출되어 보이는 것에 영향을 주는 것은 뼈뿐만 아니라 코나 턱의 모양, 튀어나온 정도, 입 주변의 연부조직 등 다양합니다. 이를 종합적으로 놓고 돌출 정도를 판단해야 하는데 이것은 전적으로 수술을 하는 성형외과 의사의 몫입니다.

저 같은 경우도 수많은 돌출입수술을 하다 보면 수술 계획대로 했다가 너무 들어가는 즉 과교정이 될 것이 예상되어 약간 수정을 하는 경우가 많습니다. 아니 대부분이라고 해도 과언이 아니죠. 그렇지만 수술 중에 웨이퍼라는 틀에 맞춰 수술을 진행해야 하기 때문에 수술 계획을 바꿔서 수술하기란 쉽지가 않습니다.

성형외과 전문의 유연성이 필요할 뿐 아니라 경험과 노하우가 발휘되는 대목입니다. 한 끗 차이로 미녀가 될 것이냐 할머니가 될 것이냐 판가름 나는 것이죠.

돌출입수술 후 시각적으로 합죽이가 될 수도 있지만, 실제로 치아나 턱뼈가 괴사해 진짜 합죽이가 될 수도 있습니다. 돌출입수술은 앞서 설명했듯이 발치 후 생긴 빈 공간에 돌출된 앞턱뼈를 이동시킨 후 밀어 넣는 방법입니다.

완전히 분리된 앞 턱뼈는 입천장의 점막에 의해서만 피를 공급받게 됩니다. 물론 저의 경우에는 안전을 위해서 잇몸과 볼점막에서도 추가적으로 혈액 공급이 될 수 있도록 합니다. 이렇듯 입천장의 점막이 가장 중요한 혈액을 공급하는 조직인데 이 조직이 수술하는 과정에서 상처를 받으면 피가 옮겨가지 못합니다.

그 결과 앞 턱뼈가 괴사하게 됩니다. 이 경우 대책이 없기 때문에 돌출입수술 중 가장 치명적인 부작용으로 꼽힙니다.

대만 장경기념병원 연수 시절 스승인 Dr. Lo 교수님께서 저에게 유일하게 한 번 큰소리로 혼을 내신 적이 있습니다. 워낙 성인군자 같은 분이라 제가 그분에게 큰소리로 혼났다고 하면 그분을 아시는 교수님이나 친구들은 그럴 리가 없다고들 합니다. 그만큼 점잖은 분이신데 크게 화를 내신 이유가 바로 돌출입 때문이었습니다.

양악수술 시에 간혹 돌출입수술을 동시에 하게 됩니다. 위턱이든 아래턱이든 때에 따라 같이 하는 경우가 있는데 이런 경우 턱을 4조각 혹은 5조각을 내게 됩니다. 이렇게 턱뼈를 여러 조각을 내는 것 자체는 어렵지가 않습니다. 그런데 그러한 턱뼈 한 조각 한 조각이 살아남기 위해서는 피가 가야 합니다.

즉, 혈행이 유지가 되어야 합니다. 혈행이 유지가 되려면 연부조직, 살이 온전하게 붙어서 연결이 되어야 합니다. 점막 등의 연부조직에 혈관이 있고 그 혈관을 통해 피가 공급됩니다.

Dr. Lo 교수님께서 화를 내셨던 그날도 양악수술과 돌출입수술이 동시에 진행되고 있었습니다. 교수님께서 지켜보시고 계셨는데 수술을 하다가 그만 제가 혈행에 중요한 연부조직을 뚫어버렸습니다.

처음에는 차분히 저에게 조심하라고 말씀하셨지만 '아차' 하는 순간 다시 연부조직을 뚫자마자 갑자기 교수님께서 큰소리로 화를 내셨습니다.

"BK, Be careful! I told you."

지금도 그 말씀이 생생하게 기억이 납니다.

여기서 BK는 봉균, 바로 저죠. 어찌나 등 뒤에서 땀이 흐르던지요! 교수님께 혼이 나서가 아니라 혹시나 그 연부조직의 상처로 인해 골절편에 혈행 공급이 줄어들고 절골편이 괴사가 되었을 때 환자를 생각하니 식은땀이 흐를 수밖에 없었습니다.

지금은 이렇게 양악수술과 함께하는 돌출입수술이든 단순 돌출입수술이든 점막 박리 과정에도 노하우가 생겨서 절대 상처가 나지 않고 혈행에 문제가 생기지 않게 수술을 하고 있습니다.

저뿐만 아니라 돌출입수술을 하는 모든 원장님들이 당신들만의 노하우로 조직에 상처를 주지 않고 혈행에 영향을 주지 않는, 결과적으로 안전하고 완벽한 수술 결과를 내고 있으실 것으로 생각됩니다. 그러니 안심하고 수술받으세요.

3부
· · ·
안면윤곽수술

Chapter 01

한국인의
얼굴형 콤플렉스

취업을 할 때도, 연애를 할 때도 겉모습이 중요한
외모지상주의 대한민국.
미인의 필수조건이 된 작고 갸름한 얼굴형.
우리는 왜 이토록 얼굴 크기와 형태에
민감한 것일까요?

아시아인들은
왜 얼굴형에 집착하는가?

사각턱수술과 광대축소술은 동양에서만 시행하는 수술입니다. 서양에서는 전혀 시행을 하지 않는 수술이죠. 이런 수술이 있다는 사실조차 모르는 서양 성형외과 의사도 꽤 있을 것 입니다.

제가 해외연수 시절 사각턱수술이나 광대축소술을 하면 캐나다나 이태리, 호주 등에서 온 친구들이 굉장히 신기해하며 수술을 참관했던 기억이 납니다. 심지어 그 친구들이 가끔 동양인 환자들을 저에게 보내주기도 합니다.

서양에서는 오히려 도드라진 사각턱이나 광대뼈가 매우 매력적이라고 생각하는 경우가 많습니다. '리즈 위더스푼'의 발달된 저작근과 사각턱은 그녀의 귀여운 매력을 더욱 배가 시키죠. '조디 포스터'나 '기네스 팰트로우'의 사각턱은 지적인 이미지를 풍기게 합니다. '스칼렛 요한슨'의 광대는 또 얼마나 섹시한가요.

그런데 왜 동양에서는 넓은 사각턱과 광대뼈를 미워하는 것일까요?

원인은 서양인과 동양인은 얼굴형태의 차이에서 기인한다고 생각합니다. 입체적인 서양인의 얼굴형에 비해 동양인의 얼굴은 평면적입니다. 두상을 위에서 보았을 때 서양인은 두개골이 앞뒤로 발달되어 있는 반면 동양인은 좌우로 발달되어 있습니다. 이로 인해 눈, 코, 입을 담고 있는 얼굴면도 서양인은 가로 폭이 좁은 반면 동양인은 옆으로 퍼져 너부데데해 보이죠. 서양인들은 이목구비도 뚜렷해 앞으로 돌출된 얼굴이 더욱 입체적으로 보여집니다.

반면 동양인은 광대뼈의 끝과 끝, 하관의 좌우 끝이 얼굴 면적을 결정해 얼굴은 더욱 커 보이고, 작은 이목구비는 평면적인 얼굴을 더욱 플랫해 보이게 합니다.

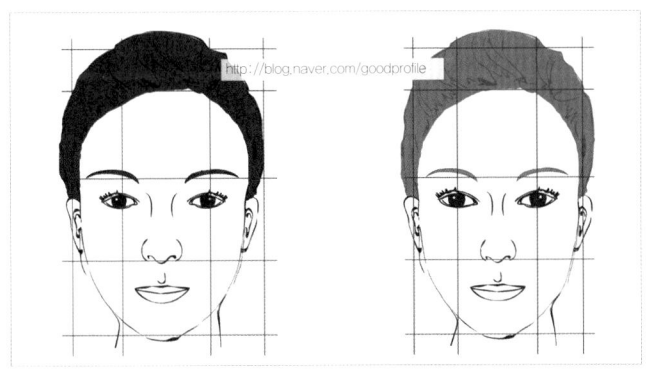

동서양의 차이를 겸허하게 받아들이고 각자의 개성으로 인식하면 좋겠지만 사실 동양에서 미의 기준은 서양으로 치우쳐 있습니다. 서양인처럼 입체적이고 작은 얼굴, 큰 이목구비를 선호합니다. 이 때문에 동양에서 안면윤곽수술이 발달할 수밖에 없는 것이죠.

안면윤곽수술은 우리나라뿐 아니라 중국에서도 인기를 끌고 있습니다. 중국인들에게 미의 상징으로 꼽히는 '안젤라 베이비'나 '판빙빙'의 얼굴만 보아도 갸름한 계란형 얼굴의 인기를 실감할 수 있습니다.

중국인들의 소득 수준이 높아지고 젊은층의 성형에 대한 인식도 관대해지면서 중국 내에서도 성형외과가 많이 생겨나고 있습니다.

그러나 성형수술 중 고난도에 속하는 안면윤곽수술이나 양악수술의 수준은 높지 않아 독보적인 실력을 갖추고 있는 한국에서 얼굴뼈수술을 받기 위해 한국행을 선택하는 중국인들은 점점 늘어나고 있는 추세입니다.

중국뿐 아니라 한국의 우수한 성형기술이 아시아 내에 알려지면서 중국인을 비롯한 동남아시아인들까지 성형수술을 받기 위해 한국을 찾는 일은 이제 흔한 일이 되었습니다.

나날이 발전하는 한국의 성형기술이 이 업계에 몸담고 있는 사람으로서는 뿌듯한 일이지만 이로 인해 과대한 광고나 마케팅, 부족한 실력으로 진행하는 무리한 수술 등 본질을 잃고 몸집만 커진 성형업계가 되지는 않았으면 하는 바람입니다.

더불어 서양인의 아름다움을 동경하기보다 동양인들이 가진 아름다움을 찾아내고 이를 자랑스럽게 여길 수 있는 사회가 되었으면 합니다.

02

식지 않는
V라인 열풍

"얼굴은 V(브이)라인,
　몸매는 S(에스)라인 아주 그냥 죽여줘요~"

절로 몸이 들썩거려지는 트로트의 한 자락인데, 저는 'V라인'이라는 가사가 귀에 쏙 들어왔습니다. 사각턱에 대한 상담을 할 때면 늘 빠지지 않는 단어가 바로 'V라인'이기 때문입니다.

턱 모양도 시대에 따라 변화가 있었고 유행도 있었습니다. 주로 그 시대를 대표하는 여배우의 얼굴형에 큰 영향을 받습니다. 90년대 김희선, 고소영 등 작고 갸름한 계란형 얼굴의 미녀들이 대거 등장하면서 안면 윤곽수술의 본격적인 서막을 알렸고, 2000년대 김태희, 송혜교, 전지현으로 이어지며 작은 얼굴에 짧은 턱, 자연스러운 U자형 턱선이 인기를 끌었습니다.

2000년대 후반 한예슬, 황정음 등 턱끝이 뾰족한 V라인 턱선이 유행하면서 턱끝수술과 시술이 다양하게 발전하였습니다. 지금도 아이돌이

3부 – 안면윤곽수술　111

나 여배우 등 TV 속 미녀들의 영향으로 작은 얼굴, 갸름한 턱선은 여전히 인기입니다.

세월에 따라 조금씩 유행하는 턱 모양의 변화는 있지만 미세한 각도의 차이일 뿐 대부분 사각턱수술을 원하는 환자들은 갸름한 V라인을 원하는 경우가 많습니다.

특히 여성분들은 사각턱 때문에 외모에 대한 콤플렉스가 심한 분이 많습니다. 인상이 사나워 보이고, 남성적인 이미지가 풍기기 때문에 사회생활에 대한 불편함을 내비치는 분들도 계십니다.

실제로 사각턱 때문에 함께 방문했던 남녀 환자가 있었습니다. 여성환자는 얼굴이 사각턱이고 광대까지 나와 보여서 남성스러운 이미지가 강했습니다. 광대축소술과 사각턱수술을 한 결과 인상이 훨씬 부드러워지고, 각진 턱도 자연스럽게 곡선을 그리는 턱으로 변하면서 훨씬 여성스러운 인상을 가지게 되었습니다.

남성분의 경우도 각진 턱과 광대가 살짝 나왔었는데 눈꼬리까지 살짝 올라가서 차갑고 강한 인상을 가진 분이셨죠. 사회생활을 할 때에도 사나워 보이는 인상 때문에 스트레스를 받고 있었고, 본인 스스로도 콤플렉스를 가져서 수술하게 된 경우였습니다.

사각턱수술은 기본적으로 '사각턱 절골, 피질 절골, 근육 제거, 지방주머니 제거' 4가지 수술이 모두 고려되어야 하는 성형수술입니다. All for one(올포원) 또는 4 in 1(포인원)수술로 불리기도 합니다. 완벽한 V라인을 만들기 위해서는 이 4가지를 모두 시행하는 것이 가장 효과적입니다.

첫 번째 '사각턱 절골'은 반드시 '긴곡선 절골'이어야 합니다.

이전에는 이차각을 없애기 위해 세 차례 이상 뼈를 자르곤 했었지만 수술시간이 오래 걸리는데다 주변 연부조직에 상처가 많이 생기는 단점이 있어, 최근에는 외부 흉터가 없도록 입안절개를 통해서 한 번의 절골로 자연스럽고 부드러운 긴곡선 모양의 턱선을 만들고 있습니다.

두 번째는 앞모습을 갸름하게 보이게 하는 '피질 절골'입니다.

턱이 퍼진 경우는 사각턱 절골만으로도 큰 효과를 볼 수 있지만, 사각턱 끝이 안으로 말려들어가 있다면 피질골도 제거해 줍니다. 피질골 제거 후에는 옆모습뿐 아니라 앞에서 봤을 때도 갸름해진 모습을 확인할 수 있게 됩니다.

세 번째는 반영구적인 보톡스 효과를 누리는 '근육 제거'입니다. 사각턱은 뼈가 도드라진 부분도 있지만, 근육이 함께 발달한 경우도 많죠.

이럴 때는 보톡스를 통해 교정하기도 하는데, 효과가 제한적이고 짧아 계속해서 주사를 맞아야 하는 단점이 있습니다. 따라서 사각턱 절골 시 발달된 근육을 함께 제거해 주면 반영구적인 보톡스 효과를 얻을 수 있습니다.

네 번째는 볼이 통통하고 크다면 '지방주머니 제거'가 필수입니다. 잘 발달된 볼 지방주머니는 얼굴을 통통하고 커 보이게 하는데, 별도 절개 없이 사각턱수술 절개창으로 2~3분이면 간단히 볼 지방 제거도 가능합니다.

그러나 모든 경우에 4가지 수술을 다 진행하는 것은 아닙니다. 환자의 사각턱이 발달한 원인이 무엇인지, 상태는 어떠한지에 따라 4가지 중에서 1~2가지는 필요하지 않을 수도 있습니다. 예를 들면 턱 근육이 두껍지 않은 경우에는 턱 근육 제거가 굳이 필요하지 않습니다. 볼이 쑥 들어간 편이라면 지방 제거를 하지 않아도 됩니다.

환자마다 다른 사각턱의 발달 원인을 제대로 파악하지 못한다면 불필요한 수술을 더 하게 될 수도 있고, 간혹 사각턱수술을 하고 나서도 크게 변화가 없거나 부작용 때문에 재수술을 하는 경우가 생길 수도 있습니다. 특히 사각턱수술은 입안절개만으로 부드러운 긴곡선을 한번에 잘라낼 정도의 섬세한 기술이 수술 결과를 좌우하기 때문에 반드시 시술 경험이 풍부한 전문의에게 진단과 수술을 받는 것이 중요합니다.

강한 인상의 상징,
광대뼈

헐리우드 영화 속 동양인 배우들은 대부분 큰 광대뼈와 쌍꺼풀 없이 좌우로 긴 눈을 가진 경우가 많습니다. 서양인들은 동양인들의 이런 외모적인 특징을 개그나 풍자의 소재로 삼기도 하고 만화를 그릴 때에도 어김없이 찢어진 눈과 광대를 표현합니다.

광대뼈는 '양날의 검'입니다. 없으면 얼굴이 밋밋해지고 과하면 인상이 강해집니다. 광대뼈가 도드라져 있으면 억척스러운 느낌이 들어 '이 사람이 살아온 세월이 힘들어 고생이 얼굴에 묻어나는구나'라는 오해까지 불러일으키기도 합니다. 더구나 나이에 무척 민감하고 '동안'을 선호하는 동양에서는 선천적으로 크게 발달한 광대뼈가 달가울 리 없습니다. 그러나 반대로 광대뼈가 전혀 없다면 얼굴은 굉장히 밋밋하고 오히려 더 나이 들어 보일 수 있습니다.

광대뼈 입장에서는 다소 억울할 수 있겠습니다. 노안과 억척스러움의 상징이 된 광대뼈가 사실 눈 아래쪽으로 적절히 발달했다면 오히려 얼굴에 입체감을 주어 생기 있고, 어려 보이는 역할을 하기 때문입니다. 모든 광대뼈가 드센 인상의 주범은 아니라는 말입니다.

비호감 이미지를 만드는 주범은 바로 과도하게 발달한 '옆광대'와 '45도 광대'일 가능성이 많습니다. 광대가 옆으로 발달하면 얼굴 윤곽이 울퉁불퉁해지고 볼 부위는 쏙 들어가 보입니다.

또 좌우 광대 끝부분이 얼굴 가로 사이즈를 결정하기 때문에 얼굴면적이 더 커 보일 수 밖에 없습니다. 나이가 들면 피부 탄력이 저하되고 볼 살이 빠지면서 숨겨져 있던 광대뼈가 더 강하게 부각되어 보일 수도 있습니다.

이처럼 광대뼈는 어느 부위에 얼마만큼 발달했는지에 따라서 노안을 만들기도 동안을 만들기도 하며, 섹시하게 혹은 드세 보이게도 합니다. 돌출된 광대뼈는 마사지나 경락요법만으로는 개선이 어렵습니다. 때문에 광대축소술로 의술의 도움을 받는 것이 효과적입니다.

광대축소술 역시 동양에서만 시행하는 수술인데, 이 광대축소술은 어느 부위를 절골하고, 절개창을 어디로 낼 것인지, 고정을 할지 말지, 철사로 고정할지 티타늄 플레이트로 고정할지 등 각각 환자분들의 광대 상태에 따라 달라집니다. 때문에 안면윤곽 전문의라면 모든 수술법을 숙지하고 있어야 합니다. 환자의 광대를 검사하고 그에 따라 수술법을 결정하고 적용할 줄 알아야 한다는 것이지요. 광대축소술에 있어서 만큼은 마케팅이나 광고에서 미는 한두 가지 수술법만 가지고 모든 환자에게 적용해서는 안 된다는 것입니다.

지금껏 수많은 광대축소술을 했고 안면윤곽을 전문으로 하는 저도 얼굴뼈수술 중에 가장 어려운 수술을 꼽으라면 광대축소술을 꼽을 것 같습니다.

이유는 광대가 우리 얼굴에서 가장 입체적인 부분이기 때문입니다. 앞부분, 45도, 옆부분, 위아래 관계를 모두 살펴서 양측 대칭을 만들어 줘야 하기 때문이죠.

사실 지금까지 제가 해온 얼굴뼈수술 중 광대축소술이 약 5000건 정도로 가장 많이 한 수술 중 하나입니다. 그러나 지금도 늘 광대축소술을 할 때면 긴장이 됩니다. 처음에는 가장 간단하다고 느꼈었는데, 수술을 많이 하면 할수록 가장 어려운 수술인 것 같습니다. 광대축소술을 쉽게 권하거나 몇 가지 수술법만으로 시행하는 병원이라면 다시 한 번 고민해 보시기 바랍니다.

다양한 안면윤곽수술,
나에게 맞는 수술은?

콤플렉스를 극복하고 자신감을 찾기 위해 선택한 안면윤곽수술.
V라인수술, T절골, 퀵광대 등
이름도 수술 종류도 천차만별이죠.
부작용도 없고, 재수술도 없는 만족스러운 안면윤곽수술을 원한다면
먼저 거울로 자신의 얼굴을 바라보세요.
나의 얼굴에서 사랑스러운 부분은 어디인지,
개선하고 싶은 부위는 어디인지.
'나를 아는 것'이 성형수술의 가장 첫 단계입니다.

돌려깎기수술과
V라인수술의
차이점

'돌려깎기'

사과, 오이 등을 깎을 때 주방에서 흔히 쓰는 말이죠. 그런데 왜 성형외과에서 이 단어를 더 많이 들을 수 있을까요?

사각턱수술의 목적은 각지고 넓은 사각턱을 갸름한 V라인으로 바꾸기 위함입니다. 그래서 귀뒤부터 앞쪽 턱까지 갸름하게 아래턱 옆면을 잘라내고 더 완벽한 V라인을 위해 턱 끝부분을 다듬습니다. 이렇게 사각턱수술과 T절골 턱끝수술이 함께 진행되는 수술이 바로 'T절골 V라인수술'입니다.

돌려깎기는 T절골 턱끝수술 없이 사각턱수술을 길게 한 번에 절골을 함으로써 앞턱까지 갸름하게 V라인을 만드는 방법입니다. 물론 돌려깎기도 앞턱쪽을 살짝 갈아주어야 곡선이 됩니다.

수술 방법을 보면 돌려깎기 수술법이 훨씬 간편하고 쉬워 보입니다. 턱끝을 건드리지 않기 때문에 회복도 왠지 빠를 것 같은 느낌이 들지요.

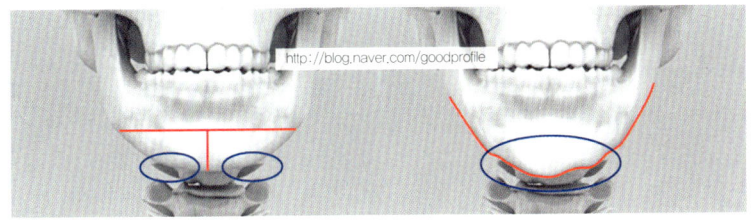

T절골 V라인수술과 돌려깎기수술

그러나 '돌려깎기'보다 다소 복잡한 'T절골 V라인수술'을 하는 데는 그만한 이유가 있습니다. 그것은 곧 T절골 V라인수술의 장점이 될 겁니다.

첫째, 턱선이 자연스럽습니다.

그림에서 파란색 동그라미 부분은 턱 중에서 가장 입체적인 곡선입니다. 그런데 이 부분의 자연스러운 곡선이 훼손되지 않게 하는 수술이 바로 T절골 턱끝수술을 이용한 V라인수술입니다. T절골 턱끝수술의 경우 턱의 곡선인 가장자리가 아니라 턱의 가운데 부분을 절골합니다.

V라인수술 후 3D-CT 사진을 통해 비교해 보겠습니다.

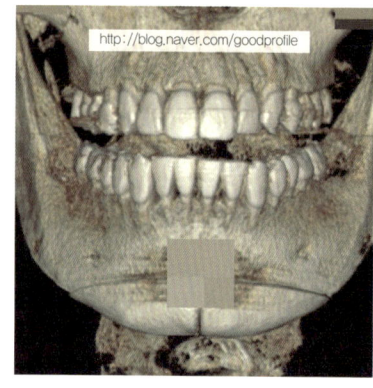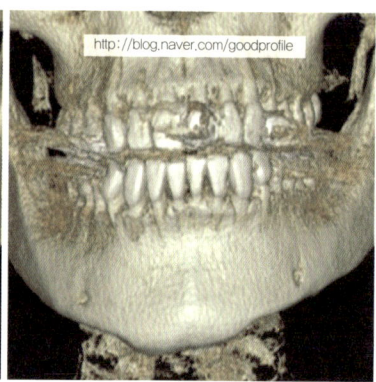

http://blog.naver.com/goodprofile

T절골 턱끝수술   돌려깎기 V라인수술

좌측은 T절골 턱끝수술을 이용한 V라인수술의 턱끝 모양입니다. 자연스럽고 부드러운 턱라인을 보실 수 있습니다.

반면 우측은 돌려깎기 V라인수술을 한 환자인데, 각이 져 있어 흡사 로봇 '마징가Z'의 턱처럼 자연스럽지 못합니다.

둘째, V라인 만들기에 한계가 없습니다.

원하는 만큼, 때로는 과감하게 턱끝을 뾰족하게 만들 수가 있습니다. 당연히 자연스러운 턱 끝선을 유지하면서 진행해야겠지요.

셋째, 턱끝축소술, 즉 턱끝 길이를 줄이는 수술을 동시에 할 수 있습니다. 주걱턱이거나 턱끝의 길이가 길어 얼굴 비율을 망치고 있다면, 턱끝의 길이를 자유롭게 조절해 얼굴의 길이를 얼굴형에 맞게 맞출 수 있는 것이지요.

넷째, 턱끝의 후방이동이나 전방이동 즉, 무턱이라 턱끝을 앞으로 빼거나 주걱턱이어서 턱끝을 뒤로 집어넣는 수술이 동시에 가능합니다.

다섯째, 수면무호흡이 있거나 턱밑에 이중턱이 있는 경우 턱끝을 앞으로 꺼내면서 무호흡이 개선되고 이중턱까지 개선되는 효과를 얻을 수 있습니다.

다음은 T절골 턱끝수술을 이용한 V라인수술과 무턱을 없애기 위해 턱끝을 앞으로 꺼내는 턱끝전방이동술을 동시에 받은 환자분의 엑스레이 수술 전후 사진입니다.

이렇듯 T절골 턱끝수술을 이용한 V라인수술은 돌려깎기를 이용한 V라인수술에 비해 장점이 많습니다.

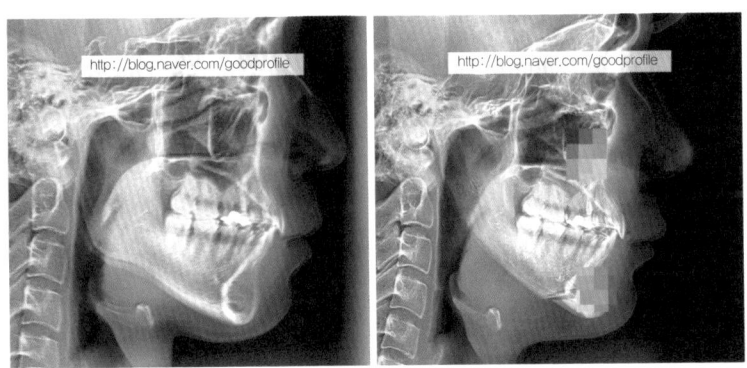

턱끝전방이동술을 받은 환자의 엑스레이 전후 사진

T절골 턱끝수술을 이용한 V라인수술의 경우 고정을 위해서 고정핀을 사용한다는 것이 유일한 단점입니다. 그러나 6개월이 지난 후 환자가 원한다면 고정핀 제거를 하면 되기 때문에 크게 신경을 쓸 필요는 없는 단점입니다. 고정핀 제거는 국소마취로 5분이면 충분합니다.

귀뒤사각턱수술과
입안절개 사각턱수술

몇 년 전 인터넷에서 충격적인 사진이 이슈가 된 적이 있습니다. 강남의 한 성형외과에서 귀뒤사각턱수술을 하고 잘라낸 턱뼈들로 탑을 쌓아 전시해 둔 사진이었습니다. 수많은 귀뒤사각턱수술 케이스를 자랑하거나 광고하기 위해 만든 탑이었겠지만 다소 혐오스러운 느낌 때문에 오히려 대중들로부터 반감을 샀었죠.

사각턱수술 방법은 여러 가지 있는데 가장 보편적으로 시행되고 있는 턱수술 방법은 입안절개를 통한 긴곡선 절골술입니다. 그런데 일부 병원에서는 좁고 어두운 입안을 통해 절개하는 방법 대신 눈에 잘 띄지 않는 귀 뒤 부분을 절개해 보다 쉽고 간단하게 사각턱수술을 하기도 합니다. 그것이 바로 '귀뒤사각턱수술'입니다.

귀뒤사각턱수술은 과정이 간단하고 입안절개를 하지 않기 때문에 수술 후 음식 섭취가 용이하고 구강위생을 크게 신경 쓰지 않아도 되는 장점이 있습니다.

그럼에도 불구하고 많은 안면윤곽 전문병원들이 이렇게 간단하고 회
복이 빠른 귀뒤사각턱수술을 하지 않고 입안절개를 통한 긴곡선 절골술
을 하는 이유는 무엇일까요?

　'귀뒤사각턱수술'에 비해 '긴곡선 사각턱수술'이 갖는 가장 큰 장점은
말 그대로 '긴곡선 절골'이 가능한 것입니다.

　환자의 사각턱 형태에 따라 다르긴 하지만 일반적으로 긴곡선 절골 사
각턱수술을 하게 되면 정면 효과가 크게 나타납니다. 반면 귀뒤사각턱
수술을 받을 경우 옆에서 바라본 각진 부분은 없어지지만 정면 효과는
거의 기대할 수 없습니다.

　다음은 귀뒤사각턱수술을 할 때 쓰이는 전동톱과 절골 방법 사진입
니다.

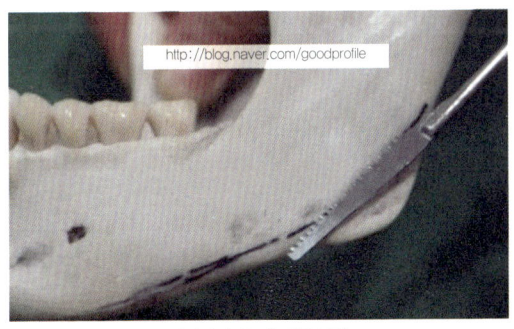

귀뒤사각턱수술 절골 방법

　반듯한 일자 모양의 전동톱을 사용하기 때문에 긴곡선 절골술이 용이
하지 않습니다. 따라서 귀뒤사각턱수술은 정면 효과보다는 옆에서 바라
볼 때 생기는 각진 사각턱 부위를 절골해내는데 용이한 즉, 정면 효과보

다는 측면 효과를 위한 사각턱수술이라고 보면 됩니다.

　다음 왼쪽 사진은 일반적인 입안절개를 통한 사각턱수술 시 사용하는 전동톱과 절골방법입니다.

　오른쪽 사진은 입안절개를 통해 긴곡선 절골 사각턱수술을 시행한 결과 잘라낸 뼈 조각입니다.

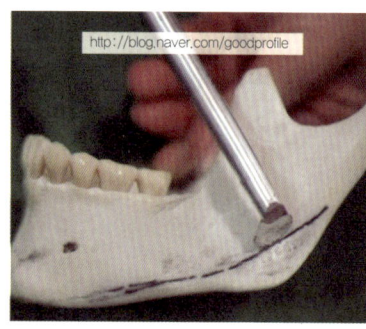
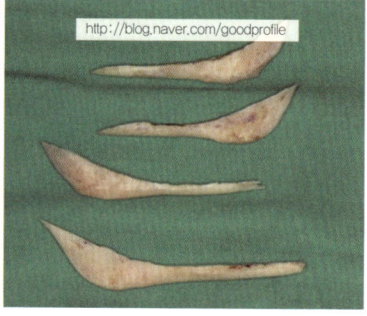

입안절개를 통한 긴곡선 절골 사각턱수술 방법　　　　　절골된 뼈 조각

　둥글고 'ㄱ'자 모양으로 꺾여 있는 전동톱을 이용해 사각턱의 뒷부분부터 절골을 시작하여 앞턱쪽까지 길게 긴곡선을 그리며 절골합니다. 물론 한번의 절골로 긴곡선 절골을 하기는 쉽지 않습니다. 많은 경험과 노하우가 필요하죠.

　귀뒤사각턱수술보다 입안절개를 통한 사각턱수술의 장점은 또 있습니다. 수술 시 완벽한 교근절제술이 가능합니다. 크고 각진 뼈가 사각턱의 주원인이지만, 그 위에 덧대어진 씹는 근육인 교근이 발달했다면 하관은 더욱 넓고 각져 보일 수 있습니다.

　이런 교근은 추후 보톡스 시술로 줄이기도 하지만 일시적인 효과라

사각턱수술 시 교근절제술을 시행하는 경우가 많습니다. 교근절제술은 직접 전체적인 교근을 보며 수술해야 하기 때문에 반드시 입안절개를 해야 합니다.

입안으로 하게 되면 대충 근육을 뜯어내는 형식이 아닌 넓고 균일하게 교근절제술이 가능합니다. 턱뼈수술과 교근절제술까지 함께할 수 있으니, 사각턱수술 효과를 배가시킬 수 있죠.

만약 얼굴 정면이 갸름해지는 효과는 전혀 원하지 않고, 귀 아래 각진 부위만 제거하길 원한다면 귀뒤사각턱수술로 충분합니다.

그러나 측면, 정면 어느 각도에서 봐도 갸름하고 확실한 수술 효과를 원하신다면 입안절개를 통한 긴곡선 사각턱수술을 선택하시는 것이 수술 만족도를 높이고 재수술을 막는 현명한 방법일 것입니다.

턱끝수술 절골법
T절골? Y절골? ㅅ절골?

　　V라인의 완성은 단연 턱끝입니다. 턱끝 모양이 둥근 U자형 모양이면 부드러워 보이고, 뾰족하면 세련된 느낌을 줍니다. 턱끝의 길이가 짧으면 어려 보이고, 얼굴이 전체적으로 작은 느낌을 줍니다. 이렇듯 턱끝은 인상을 결정짓는데 큰 역할을 하기 때문에 사각턱수술을 할 때에도 환자가 원하는 턱끝 모양이나 각도, 길이 정도를 집도의와 정확하게 상담하는 것이 좋습니다.

　　아래 사진은 턱끝수술 전과 후의 모습입니다. 수술 전 턱끝이 각이 지

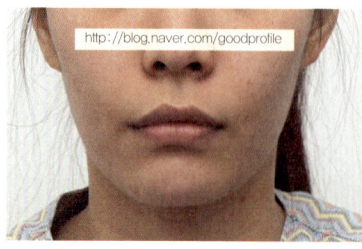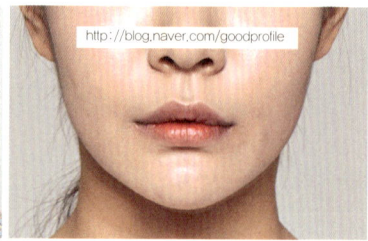

턱끝수술 전과 후

고 넓어 남성적이고 강한 느낌이 드는 반면, 수술 후 턱끝이 갸름하고 살짝 뾰족해지면서 세련되고 날렵한 이미지를 갖게 되었습니다.

턱끝수술은 흔히 'T절골'이라는 이름으로도 알려져 있습니다. T절골은 턱끝을 알파벳 'T'자 모양으로 절골해 가운데 부분을 빼고 좌,우를 가운데로 모아 갸름한 턱끝을 만드는 방법입니다. 가장 대표적인 턱끝수술 절골법입니다. 최근에는 T절골뿐 아니라 Y(와이)절골, ㅅ(시옷)절골 등 병원마다 다양한 절골법으로 마케팅하고 있습니다.

그럼 흔히 말하는 T절골 턱끝수술과 Y절골 턱끝수술 중 어느 것이 더 나은 수술법일까요?

결론부터 말씀드리면, T절골이나 Y절골 현재 모두 쓰이고 있는 방법으로 어느 수술이 좋고 나쁘고가 아니라 환자의 상태에 따라 달라지는 것입니다. 턱의 높낮이나 좁혀야 하는 폭의 정도 혹은 신경선의 위치에

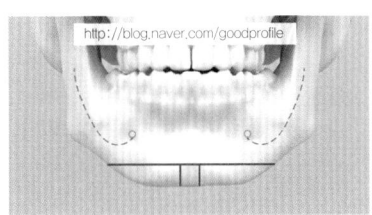

T절골 턱끝수술

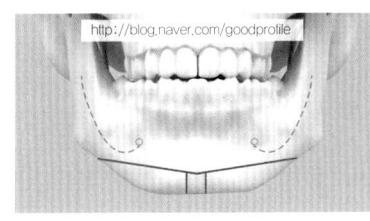

Y절골 턱끝수술

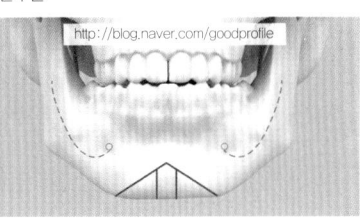

ㅅ절골 턱끝수술

따라 T절골을 사용해야 하는 경우가 있고, Y절골을 사용해야 하는 경우도 있으며, ㅅ절골을 해야 하는 경우도 있습니다.

이 3가지 경우를 보면 각각의 턱끝수술 방법들이 크게 다른 것이 아니며, 상황에 따른 절골선의 방향을 어디에 놓느냐에 따라 달라지는 것을 알 수 있습니다.

마치 이전에 없던 전혀 새로운 수술인 것처럼 네이밍을 해 Y절골, ㅅ절골 등 다양한 턱끝수술이라고 탄생한 것이죠. 마케팅의 일환이라고 생각됩니다. 튀어야 사니까요.

중요한 것은 수술 이름이 아니라 각각의 수술 시 주의해야 할 사항들입니다.

Y절골 턱끝수술의 경우 신경(빨간 점선)손상에 유의해야 합니다. 다음 그림에서 보듯 절골선이 뒤쪽으로 가면서 신경과 가까워져 손상될 확률이 크죠. 신경은 신경이 나오는 구멍보다 아래로 축 처지면서 올라갑니다.

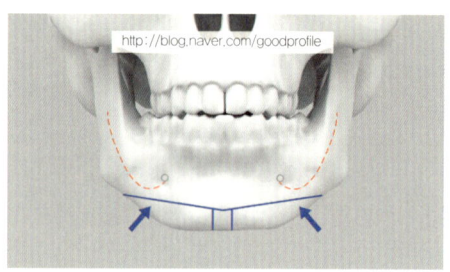

파란 화살표가 가리키는 부위에서 신경선(빨간 점선)을 손상시킬 수 있습니다. ㅅ절골 턱끝수술의 경우는 'ㅅ'모양의 절골 제일 윗부분 꼭지

점이 높아 치아를 다치게 할 수 있으므로 주의해야 합니다.

Y절골 턱끝수술을 광고하는 병원에서는 T절골 턱끝수술 시 이차각 혹은 계단이 생길 수 있는 반면 Y절골은 계단이 생기지 않는다는 것을 강조합니다. 그러나 이는 수술자가 어떻게 수술을 하느냐에 달린 것이지 T절골의 문제는 아닙니다.

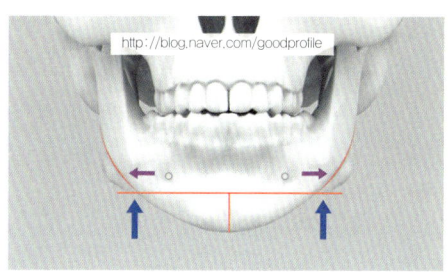

바로 파란색 화살표가 T절골 후 생긴다는 그 계단인데, 보라색 화살표와 같이 사각턱 절골을 제대로 해주면 이차각이나 계단 현상이 전혀 생기지 않습니다.

제가 T절골 턱끝수술을 한 경우의 엑스레이 사진들을 보여드리겠습니다.

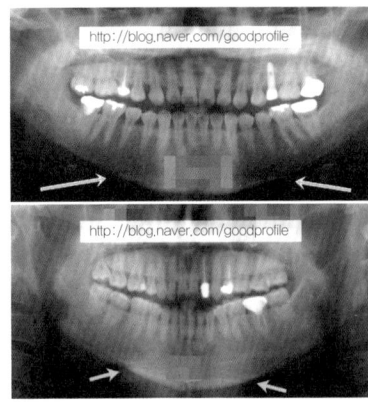 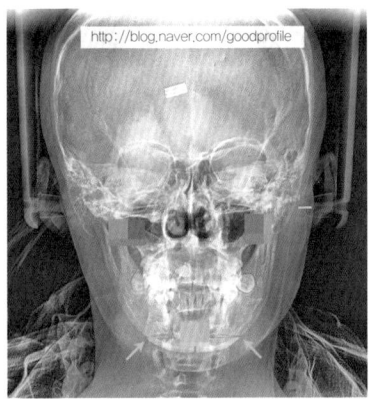

계단 현상이나 이차각은 전혀 찾아볼 수 없으며, 매끄럽게 완성된 턱 모양을 보실 수 있습니다.

말씀드렸다시피 T절골 턱끝수술과 Y절골 턱끝수술은 어느 수술이 더 좋다 나쁘다라고 비교할 수 있는 대상이 아닙니다. 턱끝 주변에 신경들을 정확하게 파악해 손상시키지 않고, 상황에 맞게 적절한 절골법을 선택해 제대로 수술하는 것이 가장 중요합니다.

04

광대 종류에 따른
수술 방법

광대(관골)는 안면 부위 중 3차원적인 감각이 가장 필요한 부위입니다. 같은 광대라도 발달된 부위에 따라서 다른 수술법을 달리 적용해 시술해야 합니다. 어떤 병원 광고를 보면 '우리 병원은 L자 광대수술이 최고다' 혹은 'I자 광대수술이 최고다'라고 광고를 하지만 사실은 광대수술을 하는 의사는 모든 방법을 숙지하고 있어야 하고 환자의 광대 상태에 가장 알맞은 방법으로 수술을 해야 합니다.

광대는 흔히 아시는 것처럼 크게 앞광대, 45도 광대, 옆광대로 나뉩니다.

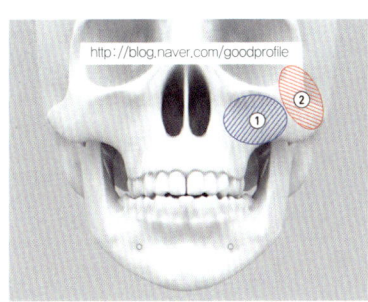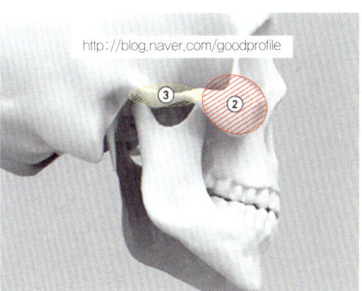

그림에서 ①이 앞광대, ②가 45도 광대, ③이 옆광대입니다.

앞광대가 과도하게 발달된 경우 발달된 앞부분을 갈아주면 되지만 동양인에게 그런 경우는 거의 없죠. 오히려 일부러 입체적인 얼굴을 만들기 위해 이 부위에 지방이식을 받기도 합니다.

문제는 45도 광대와 옆광대입니다. 45도 광대가 발달된 경우 이를 줄이기 위해 위턱뼈 앞부분까지 L자형 절골을 하고 골편을 제거한 뒤 가운데로 밀어서 광대폭을 줄여 줍니다. 그래야 45도 광대도 줄어들겠죠. 우리나라에서 광대가 큰 대부분의 환자들이 이 경우에 속합니다.

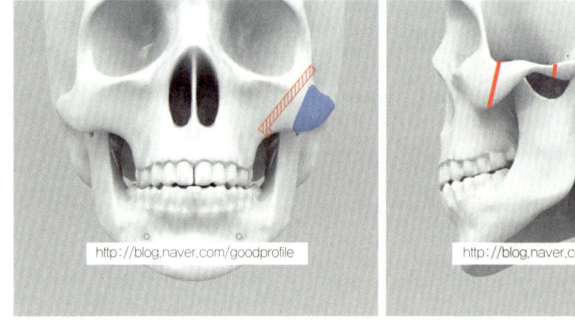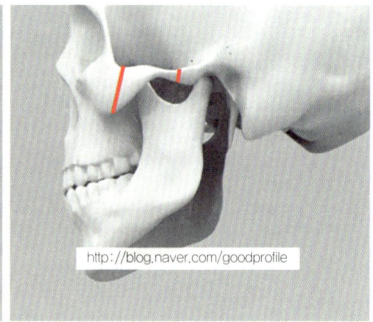

광대축소술 L절골과 I절골

빨간색 부분이 절골선입니다. 빗금 친 부분을 잘라내고 안쪽으로 밀어주죠. 그래야 45도 광대(파란색 영역) 부분이 들어가겠죠.

옆광대만 발달한 경우는 I자형 절골을 하고 광대궁(아치)을 안으로 밀어주는 수술을 하게 됩니다.

하지만 위 경우들과 같이 광대가 한 부위만 발달된 경우는 드물며, 복합적으로 발달되어 있는 경우가 많습니다. 3차원적인 정밀한 광대 평가와 더불어 각각의 경우에 가장 알맞은 수술 방법과 시술이 필요한 매우 어려운 수술입니다.

앞부분, 45도 부분, 옆부분 위아래 관계를 모두 살펴서 양측 대칭을 만들어 줘야 하기 때문이죠. 앞서 말씀드린 것처럼 광대축소술은 절개창과 여러 가지 고정 방법을 전문의로서 숙지하고 결정해야 될 부분이 많습니다. 그럴듯한 이름을 붙여 한두 가지 광대수술만 권하는 병원에 현혹되지 마시길 바랍니다.

05

절개창과 고정 방법에 따른 광대축소술

사각턱도 입안으로 절개할 것이냐, 귀 뒤로 절개할 것이냐 고민하는 것처럼 광대축소술을 원하는 환자도 역시 절개 부위에 대해 물어보는 분들이 많습니다. 아무래도 절개로 인해 흉터가 남기 때문에 여성들에게는 특히 민감한 사항인 것 같습니다.

광대수술의 기본 원리는 광대의 앞부분을 절골하고 동시에 뒷부분을 절골해서 완전히 절골된 광대뼈 조각을 줄여주는 것입니다. 광대의 앞부분, 즉 광대 몸통 부위는 입안절개를 통해서 절골하고, 뒤쪽의 아치는 구레나룻에 약 1cm의 절개창을 만들어서 절골을 하고 줄여주게 되죠. 가끔 인터넷에서 두피 관상절개(이하 두피절개)를 언급하는 경우도 있는데, 입안으로 모든 시술이 해결되는 상황에서 굳이 두피절개를 해야 하는지는 의문입니다.

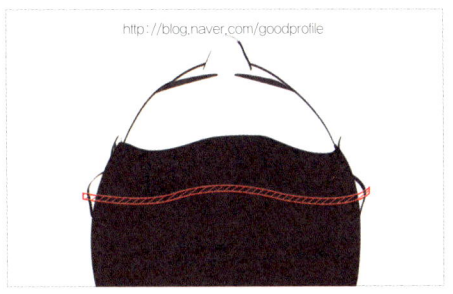

광대축소술 두피절개선(빨간선)

두피절개는 헤어라인에서 약간 안쪽으로 들어간, 그림에서 빨간선을 따라 절개를 가합니다. 수술 부위인 광대를 노출시키기 위해 안면부의 머리와 이마 부위를 뼈만 남기고 피부를 벗겨 내립니다.

저도 두피절개를 많이 했었고 지금도 많이 하고 있습니다. 두개골 골절이나 두개골 기형환자의 머리뼈를 맞추기 위해 이용을 했었죠.

또 광대수술을 여러 번 받았음에도 환자가 만족을 못하거나 수술이 잘못되어서 입안으로 더 이상 수술을 하기가 불가능할 때 어쩔 수 없이 두피절개를 이용하여 광대 재수술을 지금도 많이 하고 있습니다. 특히 최근에 광대 재수술 환자가 많이 늘어났는데, 대부분이 퀵광대 같은 약식 수술을 받은 경우라 거의 두피절개를 하고 수술을 할 수밖에 없는 안타까운 상황이 많습니다.

이렇게 광대 재수술 시에는 두피절개를 해야 하는 상황이 생길 수 있지만 처음 광대축소술을 시행하는데 이런 두피절개를 이용한다는 것은 조금 지나치지 않나 생각이 듭니다. 물론 두피절개를 주장하는 의사의 경우 수술 시야가 좋고 볼처짐이 없다는 장점을 내세웁니다.

하지만 경험이 많은 얼굴뼈 전문의라면 입안절개법으로 충분히 볼처짐을 예방할 수 있고, 경험에 따라 수술 시야도 확실히 확보를 할 수가 있기 때문에 두피절개에 비해 단점이 거의 없습니다.

두피절개가 크게 위험한 수술은 아니지만 입안절개 수술에 비해 절개부위가 크고, 아주 드물지만 탈모나 신경 손상의 가능성도 있습니다.

제 경우 두피절개는 광대 재수술, 즉 2~3번 이상의 입안절개 수술을 하고도 다시 수술을 해야 하는 부득이한 경우를 제외하고는 입안절개 광대수술을 권해드립니다.

절골 부위 다음으로 많이 받는 질문은 '고정 여부'입니다. 지금도 여전히 그렇게 수술하는 병원이 있습니다만, 얼마 전까지만 해도 광대수술할 때 광대 앞뒤를 절골하고 안쪽으로 밀어 넣은 후 고정 없이 수술을 마치는 시절이 있었습니다.

우리가 음식을 씹을 때 쓰는 저작근 중에 '교근'이라는 근육이 있습니다. 이 근육은 바로 광대와 사각턱에 연결되어 있습니다. 우리는 항상 음식을 섭취하고, 어느 때는 갈비나 오징어처럼 질긴 음식을 먹기도 하죠. 그럴 때 이 근육이 수축되는 힘으로 인해 광대가 제자리로 돌아가거나 내려와 처질 수 있습니다. 우리가 씹는 힘은 생각하는 것보다 훨씬 세거든요.

그래서 가끔 광대수술을 받았는데 '1~2년이 지나니까 광대가 제자리로 돌아왔다' 혹은 '다시 재발했다'라고 불평하는 분들이 많고, 실제 상담 때도 재발에 대해 물어보는 분들이 많습니다. 또 근육이 수축함에 따라 광대뼈가 아래쪽으로 처지면 볼처짐도 심해지겠죠. 그래서 '반드시 고정은 필요하다'고 생각합니다.

그러면 고정은 어떻게 할까요? 크게 '철사로 고정을 하는 와이어 링'과 '플레이트(티타늄판)과 스크류(나사)를 이용한 고정법' 두 가지 방법이 있습니다. 개인적으로는 플레이트를 이용한 고정을 선호합니다. 와이어 링의 경우 경험 많은 의사가 아니면 와이어가 풀어지거나 끊어지는 현상이 많습니다.

교근이라는 막강한 근육이 아래로 잡아당기기 때문입니다. 그렇게 되면 광대의 위쪽 절골 부위가 벌어지기 쉽죠. 벌어지면 화장을 하거나 마사지할 때 만져집니다. 심한 경우 겉에서 볼 때 푹 패어 보이기도 하지요. 그래서 저는 완벽하게 뼈끼리 밀착시키고 플레이트와 스크류로 확실하게 고정해주는 것을 원칙으로 하고 있습니다.

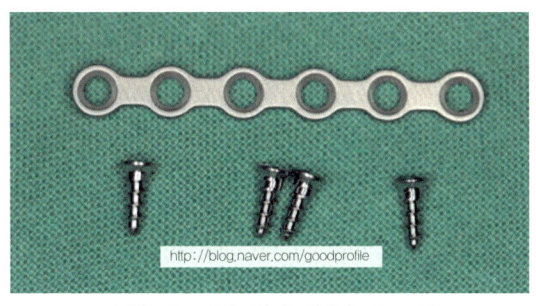

광대축소술 고정 시 사용되는 플레이트와 스크류

제가 고수하는 원칙은 하나 더 있습니다. 바로 세 군데를 고정하는 'Three Point Fixation'입니다.

일단 광대의 몸통에 두 군데를 고정합니다. 한 군데만 고정을 할 경우 그 고정점이 회전축으로 작용하여 돌아갈 수 있습니다. 우리가 씹는 힘은 무척 세다고 말씀드렸죠. 때문에 수술 부위가 얼마든지 움직일 수 있습니다. 그래서 몸통에 두 군데 고정하는 것을 원칙으로 삼고 있습니다. 거기에 아치에도 추가로 고정을 해줍니다.

간혹 광대수술을 받고 나서 밥을 먹거나 입을 크게 벌릴 때 귀 앞에서 딸가닥딸가닥 소리가 난다는 분들이 계신데 바로 아치가 고정이 확실히 되지 않아서 나는 소리입니다. 아치든 몸통이든 뼈가 붙기 위해서는 움직임이 없어야 하는데 이렇게 움직이면 골유합에 방해가 되겠지요. 그래서 확실히 움직이지 않게 하기 위해 몸통에 두 군데, 아치에 한군데 총 세 군데를 고정합니다.

이렇게 광대 몸통에 두 군데 고정하고 아치에 한 군데를 고정하는 이른바 아치고정법의 경우 아치 부위에 절골을 가하고 그 부위로 고정을 해야 하기 때문에 구레나룻 위에서 광대 아치뼈 부위에 절개를 가하게 됩니다. 약 1cm 정도이며, 구레나룻이 아래까지 나있다면 가려져 흉터가 잘 보이지 않습니다.

아치고정법을 이용한 다음 엑스레이 사진에서 광대의 아치와 몸통 부위에 플레이트와 스크류를 보실 수 있습니다.

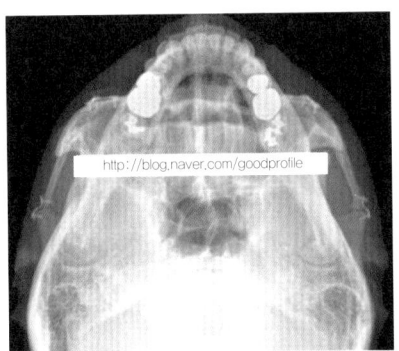

아치고정법을 적용한 광대축소술 엑스레이 사진

광대수술법의 결론을 내리자면 교근의 강력한 작용으로 광대수술 시 '고정은 필수'이며, 재발 없는 완벽한 광대수술을 위해서는 광대몸통 부위에 두 군데, 아치골에 한 군데 등 '세 군데 고정', 그것도 와이어가 아닌 견고한 플레이트(티타늄)와 스크류(나사)를 이용한 고정 방법이 최선이라고 생각됩니다.

Chapter 03

안면윤곽수술의
부작용과 재수술

큰돈 들여 수술받았는데 아무도 알아보지 못한다면?
힘들게 수술 받았는데
예전보다 얼굴이 더 어색해 보인다면?
성공적인 안면윤곽수술은 안전함을 바탕으로
덜하지도 더하지도 않은 균형 잡힌 얼굴,
바로 그것입니다.

사각턱수술 후
계단이 생겼어요

보여지는 직업이기 때문에 외모에 특히 민감할 수밖에 없는 연예인들은 성형수술이나 시술을 접할 기회가 많습니다. 평생 외모에 소홀하지 못하고 꾸준히 가꾸어야 하는 연예인이 성형의 도움을 받는 것을 그리 나쁘게 보지는 않습니다.

그런데 가끔 TV를 보면 이름은 분명 내가 아는 여배우인데, 누구인지 몰라볼 정도로 얼굴이 바뀌었거나, 혹은 수술이 잘못되어 아름답고 개성 있던 예전의 모습을 잃어버린 경우는 굳이 팬이 아니어도 안타까운 마음이 듭니다.

특히 연예인 중 사각턱수술이 잘못되어 이미지가 완전히 바뀐 경우가 많습니다. 턱을 과도하게 깎아 예전의 귀엽던 이미지가 완전히 사라졌다던가, 화면에 옆모습이 나올 때마다 부자연스러운 턱선이 눈에 거슬리는 경우도 있습니다.

일반적으로도 사각턱 재수술을 요하는 부작용 중 가장 흔한 부작용은 이차각을 포함한 매끄럽지 못한 턱라인입니다. 심지어 수술 부위를 줄이기 위해 턱끝수술을 받았는데, 턱선이 너무 부자연스러워 다시 사각턱수술을 받아야 하는 경우도 있습니다.

먼저 이차각 때문에 재수술을 받은 환자의 사각턱 재수술 전후 사진입니다.

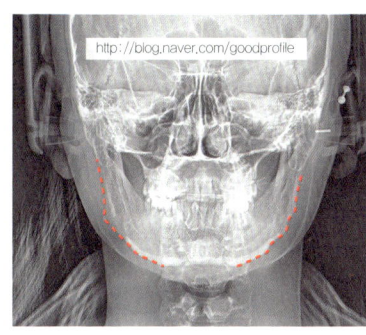 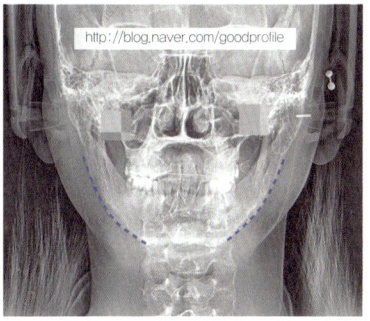

<table>
<tr><td>사각턱수술로 이차각이 생긴 턱</td><td>사각턱 재수술 후 턱</td></tr>
</table>

왼쪽 사진에서 사각턱수술 부작용으로 생긴 이차각과 울퉁불퉁한 턱라인을 볼 수 있습니다. 우측 사진은 사각턱 재수술을 받고 난 후 엑스레이 사진으로 턱라인이 굴곡 없이 매끄럽게 완성된 모습입니다.

사각턱수술 후 움푹 패인 턱선도 있습니다.

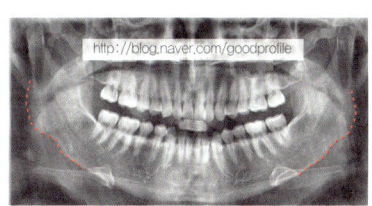 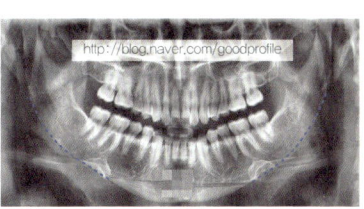

<table>
<tr><td>사각턱수술로 울퉁불퉁한 턱</td><td>사각턱 재수술, T절골 턱끝수술 후 턱</td></tr>
</table>

역시 사각턱수술 부작용으로 매끄럽지 못한 턱선이 보입니다. 사각턱 재수술과 T절골 턱끝수술을 받은 후 턱이 갸름해지고 매끄러워졌습니다.

이 분은 긴곡선 사각턱수술이 아닌 끝만 똑 자르는 사각턱수술을 받아서 효과가 없고 각이 생긴 경우였습니다.

앞쪽까지 길게 긴곡선 사각턱수술이 되지 않았죠. 이분은 사각턱 재수술뿐 아니라 턱끝을 좀더 갸름하게 하기 위해 T절골 턱끝수술까지 받았습니다. T절골 턱끝수술로 턱끝을 좁혔고, 사각턱 재수술로 긴곡선과 연결하여 매끄러운 턱 라인을 만들었던 경우입니다.

물론 재수술이었기 때문에 수술은 복잡하고 어려웠지만 환자도 만족했고 저도 만족스러웠던 경우였습니다.

타 병원에서 사각턱수술이나 V라인수술 후에 촬영한 엑스레이 사진을 저에게 많이 보내주십니다. 많은 분들이 수술이 잘되었는지 부작용은 없는지 재수술을 해야 하는 것은 아닌지 등을 문의합니다. 직접 내원하시는 경우도 있고요.

안타까운 것은 환자가 자신이 수술받은 병원과 의사를 오롯이 신뢰하지 못하는 현실입니다. 환자는 부작용 때문에 심리적인 불안함과 우울감을 느끼고 사회생활도 제대로 하지 못하는 등 삶을 좌우할 만큼 큰 문제를 겪고 있는데, 믿었던 병원에서는 현재 얼굴의 상태도 제대로 설명해 주지 않으니까요.

일부 병원에서 발생하는 일이고 그 병원 나름대로 바쁜 수술, 상담 스케줄 등 이유가 있겠으나 광고와 마케팅에 쓰어 있던 '환자 중심', '환자를 가장 먼저 생각합니다' 등의 문구는 광고판에만 머물러서는 안 될 것입니다.

부기가 빠져도
얼굴이 갸름하지 않아요

환자 입장에서 재수술을 받아야 할지 말아야 할지 가장 고민하는 경우가 사각턱수술 후 효과가 미미할 때입니다. 눈에 띄게 턱 모양이 이상한 것도 아니고, 감각 이상 등 기능에 문제가 생긴 것도 아니기 때문에 다시 전신마취를 거쳐 적지 않은 금액을 들여 재수술을 한다는 것이 결코 쉬운 일은 아닐 것입니다.

하지만 그냥 두자니 또 속상합니다. 갸름한 달걀형 얼굴이 되어 당당하게 올림머리도 해보고 머리띠도 해보는 상상을 했는데, 친구들이 수술한 사실조차 모른다면 그 또한 억울한 일입니다. 생각보다 사각턱수술 후에 효과가 없어 재수술을 하는 경우가 많습니다. 특히 얼굴 측면보다는 정면 효과가 부족한 경우가 대부분입니다.

부푼 기대를 앉고 수만 번 고민 끝에 힘들게 수술을 받았는데 왜 효과가 없는 것일까요?

사각턱이 도드라져 교정을 하는 방법은 사각턱의 원인이 무엇인지에

148

따라 뼈를 잘라내는 절골술, 근육을 줄여주는 교근절제술 그리고 피하지방 제거 등이 있습니다.

근육이나 지방이 발달해 하관이 크고 각이 져 보이는 경우도 일부 있으나 가장 큰 원인은 단연 턱뼈 때문인 경우가 많습니다. 부가적으로 교근과 지방이 덧붙어 사각턱이 복합적으로 발달되어 더 크게 보이는 경우도 많습니다.

어쨌든 사각턱의 주범인 사각턱 뼈를 잘 절골해야 측면, 정면은 물론 360도 어느 곳에서 보아도 갸름한 V라인이 탄생할 수 있는 것입니다.

사각턱수술로 확실한 효과를 얻기 위해서는 절골을 길게 그리고 곡선으로 해야 합니다. 왜 긴곡선일까요?

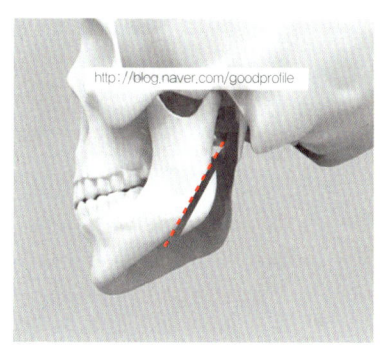 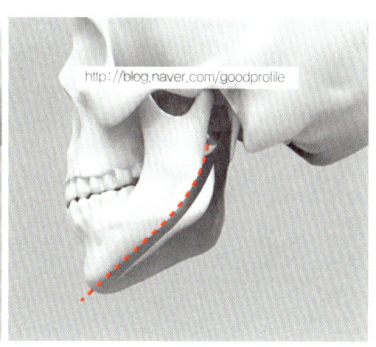

일반적인 사각턱 절골술　　　　　　　　긴곡선 절골술

직선 절골이 되면 흔히 말하는 사각턱수술 후 이차각이 생깁니다. 그래서 이차각을 없애기 위해 여러 차례 톱질을 하게 되죠. 이렇게 뼈를 자르는 톱질은 여러 차례 하게 되면 주변 연부조직에 상처가 많이 나고 피도 많이 나 당연히 부기도 심하고 수술 시간도 길어집니다.

그래서 경험이 많으신 분들은 긴곡선 절골술을 하십니다. 한 번에 긴 곡선으로 절골을 하면 주변 조직에 상처가 덜 나고 출혈도 줄고 결과적 회복이 빠르겠지요.

물론 긴곡선 절골술로 한번에 사각턱수술을 하기가 쉽지는 않습니다. 많은 경험이 필요하죠. 사각턱수술 시 입안절개를 이용하여 수술을 하는데, 입안절개창으로 보면 사각턱이 전체적으로 정확하게 보이지 않습니다. 어느 정도는 경험으로 절골을 하게 됩니다.

다음은 타 병원에서 잘못된 절골로 사각턱수술을 받은 환자분과 본원에서 제대로 된 긴곡선 절골술을 이용한 사각턱수술을 받은 환자분의 엑스레이입니다.

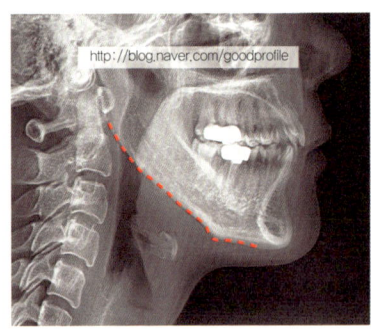

일반 사각턱수술 절골

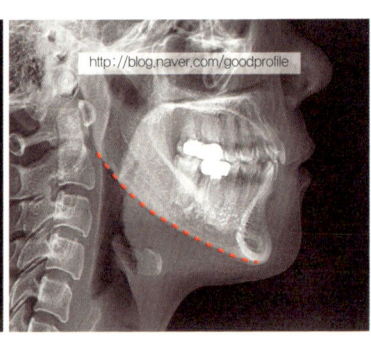

긴곡선 절골술로 재수술

절골선을 점선으로 표시해 보았습니다. 턱선이 매끄러운 못한 직선으로 이어져 있으며, 심지어 움푹 패인 부분도 있습니다. 정면 효과가 없는 것은 물론이고 이차각에 부자연스럽게 이어지는 턱선으로 재수술이 필요한 경우입니다. 우측은 긴곡선 절골술을 이용해 사각턱수술을 받은 후 매끄러운 곡선 형태의 턱 라인을 갖게 된 모습입니다.

뼈수술이 성공적으로 끝난 후 회복기를 지나 부기가 빠졌는데도 정면 효과가 부족하다면, 이제 교근과 지방을 의심해야 합니다.

다른 사람들보다 두껍게 발달하거나 분포한 것은 아닌지 말입니다. 그러나 이 또한 수술 전 검사를 통해 파악하거나 수술 시 입안절개를 통해 뼈수술과 동시에 제거가 가능합니다.

교근이 과하게 발달되지 않았어도 확실한 정면 효과를 원하는 분들은 오히려 턱수술 때 교근절제술을 함께 요청하는 경우도 많습니다. 실제로 뼈수술과 교근절제술, 지방제거술이 함께 이뤄질 경우 시너지 효과를 내 수술 만족도가 높습니다.

우리 얼굴은 입체입니다. 수술 후 옆모습만 갸름해 보이기를 원하는 환자가 있을까요? 안면윤곽수술을 받는 환자들은 수술에 대한 두려움과 수술 후 생길 수 있는 부작용, 비싼 수술비용 등 때문에 수백 번, 수만 번 고민하고 병원을 찾습니다. 이런 환자의 마음을 안다면 의사들도 한 번의 수술을 통해 만족할 만한 결과로 공감해야 할 것입니다.

피질 절골술 후
감각이 없어요

사각턱수술 부작용 중 가장 안타까운 사례는 신경이 절단된 경우입니다. 턱 주변으로 크고 작은 신경들이 지나가고 좁은 입안으로 수술하기 때문에 결코 쉬운 수술은 아니지만, 신경이 절단되어 안면에 감각이 없는 것은 이해가 되지 않는 부작용입니다.

타 병원에서 사각턱수술 후 감각이상으로 내원한 환자의 상태를 살펴보니 수술 방법 역시 이해가 되지 않았습니다. 환자의 턱 부위는 긴곡선 사각턱수술은 하지 않고 그저 피질 절골술만 한 상태였습니다. 피질 절골술은 정면에서 보았을 때 좀 더 갸름해 보이는 효과를 주기 위해 사각턱 뼈의 바깥쪽 표면을 얇게 포를 뜨듯 깎아내는 시술입니다. 피질 절골술만으로는 사각턱이 사라지지 않겠죠.

그러다 보니 효과를 내기 위해서 신경을 전혀 고려하지 않고 피질 절골술을 하면서 과도하게 하치조신경까지 잘라낸 것입니다.

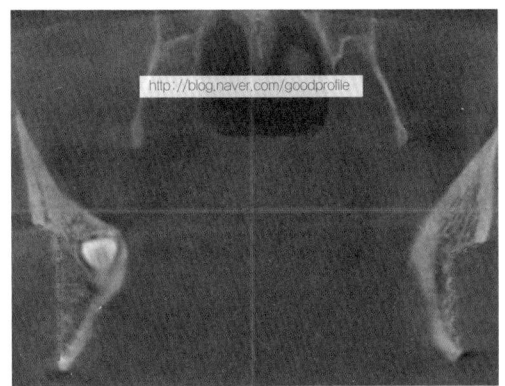

과도한 피질 절골로 신경선이 잘린 환자의 수평 단면 CT 사진

실제 환자분의 수평 단면 CT 사진입니다. 피질골을 하면서 신경선을 포함해 절골을 한 모습입니다. 피질 절골에 의해 신경선이 흔적도 없이 잘려나간 모습입니다. 당연히 신경이 절단, 손상되었고 환자는 아래턱에 감각이 전혀 없는 상태입니다.

이 환자만큼 신경이 완전히 절단되는 것은 극히 드문 일이지만 일반적인 사각턱수술 중에도 피질 절골을 과하게 하면 신경 손상을 가져올 수 있습니다.

피질골로부터 신경의 깊이는 여러 논문에 언급이 되어 있습니다. 그러나 간과해서는 안 되는 것이 모든 환자가 일정하지가 않다는 것이죠. 사람마다 매우 다르기 때문에 그런 리포트는 의미가 없다고 보는 것이 좋습니다. 제가 수천 례 뼈수술을 해오면서 경험한 바로는 신경이 피질골 안에 들어 있는 경우도 있었습니다.

뾰족한 V라인 턱이 유행하면서 최근 사각턱수술 시 더 갸름하게, 더

작게 수술하려는 경향이 있습니다. 때문에 피질 절골술도 사각턱수술 시 꼭 해야 할 하나의 과정으로 굳어졌습니다.

수술 효과를 극대화하는 것은 좋지만 피질 절골술 부작용을 피하고 안전하게 시행하기 위해서는 신경 손상의 가능성을 두고 조심스럽게 시행해야 합니다.

또 신경을 피해 수술할 수 있는 특수한 장비가 있는 만큼 톱이나 정을 이용해 잘라내는 일은 절대 없어야 할 것입니다.

04 ___

광대수술 후
볼처짐 어떻게 하죠?

광대축소술을 받기 위해 상담 온 환자들이 가장 많이 묻고 걱정하는 부작용이 '볼처짐'입니다. 환자 중에는 광대축소술을 받으면 볼처짐이 100% 오기 때문에 '부작용 없는 광대수술은 없다'고 말하시는 분도 있고, 요즘은 광대수술 후에 볼처짐을 방지하기 위해 수술과 리프팅을 함께 묶은 프로그램도 있다던데 그 효과에 대해 물어보시는 분도 많습니다.

앞 부분에서 언급한 무시무시한 부작용들에 비하면 혹자는 '얼굴이 작아지는데 볼 좀 처지는 것이 대수인가'라고 생각할 수도 있습니다.

나이가 들면 얼굴을 비롯해 몸매나 피부도 아래로 점점 처지죠. 특히 전체 얼굴에서 꽤 많은 부위를 차지하고 있는 볼 부위가 아래로 처지면 무척 나이 들어 보일 수 있어 여성들에게 볼처짐은 늘어나는 뱃살만큼 무서운 것입니다.

광대수술 후 볼처짐이 생기는 원인을 저는 크게 두 가지로 봅니다.

첫째는 'major 볼처짐'인데요, 광대축소술 시에 광대뼈가 제대로 고정

되지 않아 광대뼈가 벌어지거나 처지면서 붙어 있는 살까지 처지는 그야말로 환자분들이 호소하시는 부작용, 진짜 볼처짐이죠.

이는 광대수술 중에 제대로 고정을 해준다면 생기지 않습니다. 저도 광대를 많이 하고 있지만 이런 볼처짐으로 불평하시는 환자는 기억이 나질 않습니다. 고정은 당연한 것이고, 볼처짐 방지를 위한 저만의 고정 방법도 있습니다. 모든 경험 많으신 원장님들은 각자의 노하우를 가지고 계실 겁니다.

둘째는 'minor 볼처짐'입니다. 뼈를 줄인 후 남는 살이 처지는 것입니다. 이는 제아무리 수술을 잘하고 고정을 제대로 해도 생길 수밖에 없는 부분입니다. 단, 다행인 것은 이 볼처짐을 제가 'minor'라고 부르듯이 남들이 거의 알아보지 못할 정도의 미세한 볼처짐이라고 볼 수 있습니다.

크게 티가 나지는 않는다고 했지만, 사람마다 받아들이는 정도가 다르기 때문에 환자의 입장에서 minor 볼처짐도 때로는 신경이 쓰이는 경우가 있습니다. minor 볼처짐은 남는 살에 의한 볼처짐이기 때문에 광대수술을 다시 받을 필요는 없습니다.

minor 볼처짐이 신경이 쓰인다면 레이저 지방흡입과 타이트닝을 동시에 시켜주는 시술을 간단하게 받으시면 됩니다. 이전에는 지방흡입기능만 있던 레이저 기계들이 사용되었는데, 최근에는 지방흡입기능에 남는 피부를 타이트닝시켜 주는 타이트닝 레이저도 개발되어 저희 병원을 비롯한 여러 병원에서 시술되고 있으니 볼처짐 걱정은 하지 마시고 광대수술을 받으셔도 됩니다.

하지만 major 볼처짐은 근본적인 문제가 수술에 있기 때문에 안면윤곽수술을 다시 받아야 합니다. 다음은 광대축소술의 부작용인 major 볼처짐이 온 3D-CT 사진입니다.

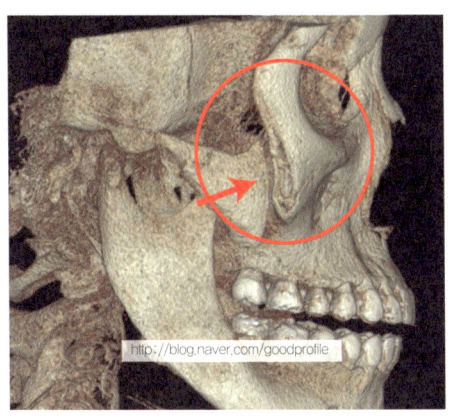

위 환자는 타 병원에서 퀵광대수술을 받았습니다. 광대 절골 후 고정을 하지 않아 교근의 작용으로 광대뼈가 아래로 축 처지면서 살까지 같이 처지는 이른바 '볼처짐'이 심하게 온 경우입니다.

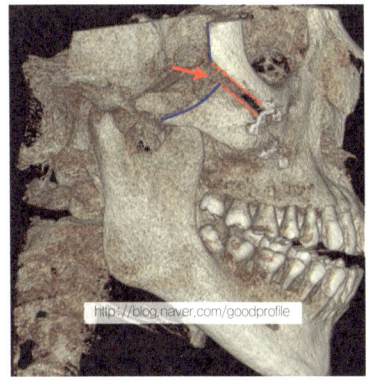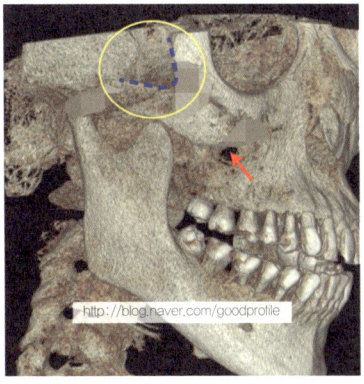

볼처짐으로 인한 광대 재수술 전과 후

재수술로 광대 부위를 제대로 고정하였습니다. 밑으로 처져 있던 광대뼈가 올라와서 고정이 제대로 된 모습입니다.

다음은 제가 항상 상담 시에 볼처짐의 원리를 설명해 드리기 위해 보여드리는 이미지입니다.

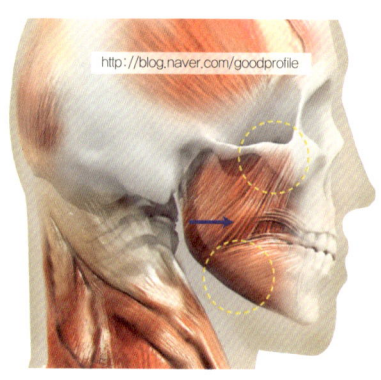

씹는 근육 즉, 교근이 사각턱과 광대뼈 사이에 붙어 있어서 음식물을 섭취하거나 씹을 때마다 이 교근이 수축을 하고, 수축하는 과정에서 광대뼈를 당기거나 끌어올릴 수밖에 없는 것이죠. 그래서 반드시 광대축소술 시에는 고정이 단단히 이루어져야 광대수술 후 볼처짐을 예방할 수 있는 것입니다.

광대축소술이나 사각턱수술 후에 붕대나 땡김이를 오랫동안 하면 볼처짐이 예방된다고 알고 계시는 분도 있습니다. 그러나 이는 밝혀진 사실도 없고 볼처짐은 수술이 제대로 되어야 해결되는 것이지 붕대나 땡김이로 해결되지는 않습니다.

얼마 전 타 병원에서 광대축소술을 받으신 분이 수술 일주일 만에 저희 병원에 방문해 읍소했던 일이 있었습니다. 그분은 일주일째 붕대를 칭칭 감고 있었는데, 너무 불편해하고 힘들어하던 상태였습니다.

광대수술 후 간단한 땡김이도 아니고 왜 아직도 붕대를 감고 있냐 물었더니 수술한 병원에서 오래 감고 있을수록 좋다고 했다는군요.

저희 병원에서는 거창하게 붕대도 하지 않고 간단한 땡김이만 3일 정도 권해드립니다. 이유는 수술 후 부기는 3일째까지 증가합니다. 이 시기에 땡김이로 압박을 해줌으로써 어느 정도 부기를 예방하는 효과가 있고 또 광대 아치 절골 부위에서 미세출혈 등이 있을 수 있기 때문에 압박을 함으로써 이를 예방하자는 취지입니다.

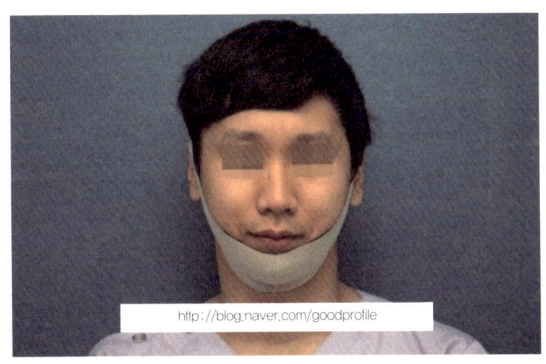

http://blog.naver.com/goodprofile

본원에서는 3일 후에는 땡김이조차 착용하지 않습니다. 수술 후 3일째부터 부기가 빠지기 시작하면, 하루가 다르게 급속도로 빠집니다. 그런데 압박붕대나 땡김이를 하고 있으면 부기가 빠지는 것을 방해합니다.

따라서 광대축소술이나 사각턱수술 같은 윤곽수술 후에는 반드시 3일 정도만 땡김이를 착용해 주어야 회복도 빠르고 부기도 빨리 빠집니다.

05

퀵안면윤곽수술의
부작용

한국인들이 가진 특징 중 하나가 '빨리 빨리'죠. 부지런하고 재빠른 행동으로 한국인은 전 세계에서 가장 근면, 성실한 민족으로 꼽히기도 합니다. 6.25 전쟁 후 잿더미 속에서 빠르게 일군 경제 성장과 발전 그리고 빠른 인터넷 등은 한국인 특유의 빨리빨리 문화가 자랑스러워지는 순간이기도 합니다.

그래서일까요? 성형수술도 '빨리빨리 수술'이 생겨났습니다. 흔히 알고 있는 '퀵'이라는 이름이 붙은 수술들이죠. '퀵쌍꺼풀', '퀵광대', '퀵안면윤곽' 등 빠른 수술시간과 빠른 회복, 저렴한 가격이라는 광고 문구로 인기를 끌면서 저희 병원에도 문의가 끊이질 않는 것이 바로 '퀵안면윤곽'입니다.

저는 성형외과 전문의를 취득하고 안면윤곽수술이나 양악수술 등 얼굴뼈수술을 제대로 전공하기 위해 국내 병원뿐 아니라 해외연수까지 다녀오면서 수천 례의 얼굴뼈수술을 집도하였습니다. 그중 한국에 들어와서 처음 들어본 안면윤곽수술이 있는데 그것이 바로 퀵안면윤곽수술입니다.

퀵안면윤곽이 무엇인가를 알기 위해 각 병원 홈페이지도 들어가 보고, 스터디 모임도 나가 보고 하면서 퀵안면윤곽이라는 것이 '이런 것이구나!' 하고 알게 되었죠.

결론부터 말씀드리면 저나 제 가족이라면 소위 말하는 퀵안면윤곽이라는 종류의 수술은 받게 하지 않을 것 같습니다. 물론 제가 하지도 않을 것이고요.

벌써 몇 년이 지났네요. 한 여성 환자가 와서 광대수술 상담을 했습니다. 매우 예쁘신 환자분이라 지금도 기억이 생생히 납니다. 사실 예쁜 얼굴 때문만은 아닙니다. 광대수술이 잘 끝나고 회복까지 마친 후 그녀가 남긴 강렬한 한마디 때문입니다. 그녀의 형부는 역삼역 근처에서 '퀵광대수술'로 유명한 성형외과 원장이었습니다. 저도 잘 아는 성형외과입니다.

그래서 왜 형부에게 받지 않고 제게 오셨냐고 물었더니

"형부에게 광대수술 문의했더니 최봉균 원장에게 가서 받으라고 하던데요……."

자기 가족에게 하지 못할 수술을 다른 환자들에게 해서 되겠습니까?

퀵안면윤곽수술이라는 것이 특별한 방법의 특수한 수술을 지칭하는 말이 아닙니다. 정상적인 안면윤곽수술을 하기에는 의사 입장에서나 환자 입장에서나 부담이 될 때 몇 가지 과정을 생략하고 약식으로 하는 모든 안면윤곽수술을 '퀵안면윤곽수술'이라고 일컫습니다.

예를 들면 '퀵광대수술', '귀뒤사각턱', '미니양악수술' 같은 약식 안면윤곽수술들이 바로 퀵안면윤곽에 포함이 되겠죠.

퀵안면윤곽의 일종인 퀵광대수술을 받으신 환자분의 광대뼈 사진을 보여드리겠습니다.

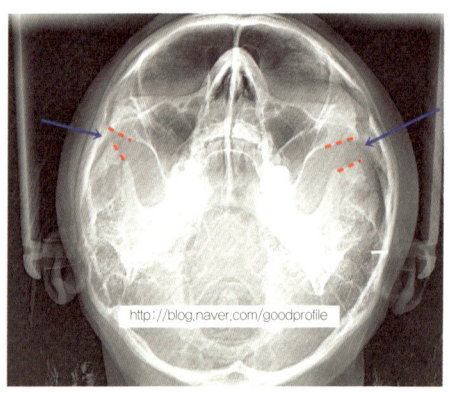

빨간선으로 표시된 부분만큼 벌어져 있고 뼈가 아래로 처져 있습니다. 퀵안면윤곽의 부작용 중 하나인 볼처짐입니다. 다른 병원에서 하고 있는 이런 퀵안면윤곽수술에 대해서 평가할 입장은 아닙니다.

다만 제가 항상 강조하는 '원칙을 지키는 수술'이 중요하다는 것은 꼭 알려드리고 싶습니다. 원칙을 지킨 수술은 오랜 기간 동안 여러 나라의 의사, 학자들에 의해서 검증된 수술입니다. 미용수술인데 수술로 인해 미용적인 면뿐 아니라 생리학적, 기능적인 문제까지 생기면 안 되니까요.

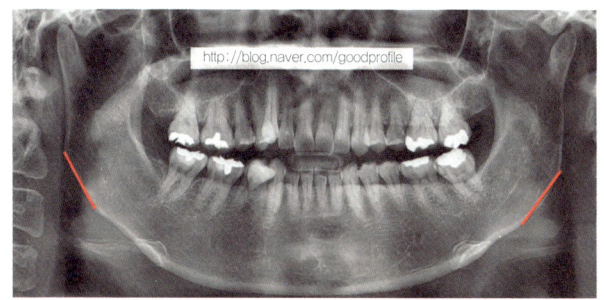

퀵안면윤곽의 일종인 귀뒤사각턱수술로 좌우 턱끝만 잘린 경우입니다.

빨간선으로 표시된 부분이 잘린 단면입니다. 정면 효과는 전혀 없고, 그야말로 끝만 잘렸죠. 이분은 결국 저에게 재수술을 받았습니다.

그러면 과연 이러한 약식의 퀵안면윤곽수술이 오랜 기간 검증된 원칙적인 안면윤곽수술에 비해 장점이 있을까요? 굳이 장점을 찾자면 빠른 수술시간 정도일 것 같은데요.

그러나 제 경우 원칙적인 방법으로 수술을 해도 사각턱수술 30~40분, 광대수술 30~40분, 턱끝수술 15~20분이면 모든 수술 과정이 끝납니다.

회복면에서는 어떨까요? 원칙을 지켜 수술할 경우 뼈를 절골하기 위해서는 뼈를 둘러싼 골막을 포함한 연부조직을 모두 박리해서 들어올리고 뼈만 남겨놓고 절골을 하게 됩니다.

그러나 퀵안면윤곽수술의 경우 박리를 거의 하지 않고 절골을 하기 때문에 연부조직에 상처가 가해지고 이로 인해 피가 많이 나서 멍이 심하고 부기가 그만큼 더 심해집니다. 즉 퀵안면윤곽수술이 일반적인 윤곽수술에 비해 회복기간이 더 길어진다는 얘기입니다.

수술시간이나 회복 속도도 문제지만 가장 중요한 것은 우리 몸의 해부학적, 생리학적으로 정상 범위 내에서 수술이 시행되어야 한다는 것입니다. 예를 들어 광대수술 시 고정을 하지 않아 광대뼈가 내려앉을 뿐 아니라 광대뼈가 안쪽으로 들어가 측두근을 누르면서 입을 벌리지 못하거나 입을 벌릴 때마다 통증이 느껴지는 말도 되지 않는 안타까운 일들이 벌어질 수 있습니다.

다음은 타 병원에서 퀵광대수술을 받고 입을 벌리지 못해 저를 찾아온 환자의 사진입니다. 광대뼈가 안쪽으로 밀려 들어가 있습니다.

이 부위는 뼈가 주로 보이는 CT상에는 텅 비어 있지만 실제 입을 벌리고 다물 때 사용하는 측두근이란 근육이 지나가는 부위입니다. 이 측두근이 안으로 밀린 광대뼈에 의해 입을 벌리지 못해 응급 재수술을 받았습니다.

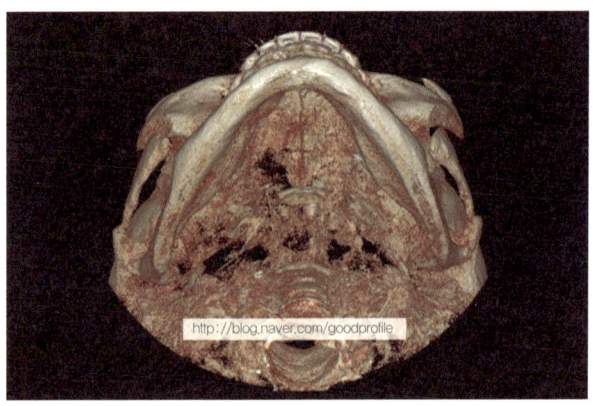

자, 이제 퀵안면윤곽수술과 원칙을 지키고 오랜 기간 검증된 안면윤곽수술 중 어떤 수술을 받으시겠습니까?

평생 나를 나타내는 소중한 얼굴인데, 고작 수술시간 몇 십 분, 회복기간 며칠 앞당기고자 효과 없는 수술, 부작용 많은 수술, 재수술을 부르는 수술을 선택하시겠습니까?

06

턱끝수술 후
호두주름이 생겼어요

최근 턱끝수술이 늘어나면서 수술 부작용을 문의하는 분도 많아졌습니다. 병원 홈페이지 상담 게시판이나 제 블로그에도 가끔 올라오는 질문 중 턱끝수술 후에 부작용으로 '턱끝에 주름이 생겼다'는 내용입니다.

'호두주름', '복숭아씨주름', '자갈턱' 등으로 불리며, 호두 겉에 쭈글쭈글한 주름이 잡힌 것처럼 아래턱 부위에 주름이 잡히는 현상을 말합니다.

턱끝수술 후에 생기는 턱끝의 주름은 'Mentails muscle'이라는 턱끝 근육으로 인해 생기는 것입니다. 이 근육은 아래턱 앞니 바로 밑 턱뼈에서 턱끝의 피부에 연결되는 근육입니다. 우리가 아래 입술에 힘을 줄 때 턱끝에 울룩불룩하게 주름을 만드는 근육이지요. 그럼 턱끝수술 후에 왜 이런 문제가 생길까요?

턱끝수술을 하려면 아래턱 앞니 바로 앞쪽에 절개를 가하고 뼈까지 박리를 하는데, 그 과정에서 'Mentails muscle'을 절단하게 됩니다. 그런데 수술이 끝난 후에 이 절단된 근육을 원래대로 잘 이어주어야 하는데, 이 과정에서 문제가 있을 경우 호두주름이 만들어지거나 홈이 패이게 되죠.

그럼 이렇게 턱끝수술의 부작용인 턱끝 주름이 생겼을 때는 어떻게 해야 할까요? 방법은 두 가지가 있습니다.

첫 번째는 재수술을 통해서 턱끝근육을 다시 제대로 배열해주는 방법입니다. 국소마취로 시행하는 간단한 수술이지만 입안으로 절개를 하게 되니 수술 후에 음식물 섭취에 주의하고 구강위생에 신경 써야 하는 등 잠시 동안은 조심을 해야 합니다. 턱끝 주름의 정도가 심한 경우 제가 사용하는 방법입니다.

두 번째 방법은 보톡스로 간단하게 해결할 수 있습니다. 턱끝 주름의 정도가 심하지 않고 재수술을 원하지 않는 경우에 사용하고 있습니다.

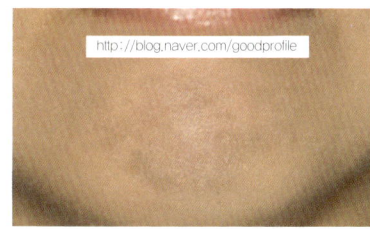
턱끝수술 후 호두주름이 생긴 턱

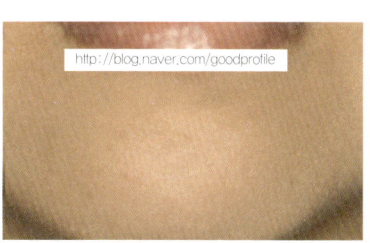
보톡스로 주름을 펴준 턱

턱끝수술 후 부작용인 턱끝 주름의 정도가 심하지 않아 보톡스로 치료를 한 경우의 사진입니다. 화장을 한 상태라 사진상으로는 주름이 크게 부각되어 보이지 않지만, 실제로는 주름이 눈에 띄며 무엇보다 턱 주변이 부자연스러워 환자가 굉장히 스트레스를 받고 있었습니다.

다음은 턱끝수술 후 부작용인 턱끝 주름과 움푹 패인 부분이 심해서 수술로 근육을 재배치시킨 경우입니다.

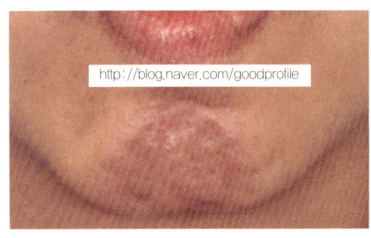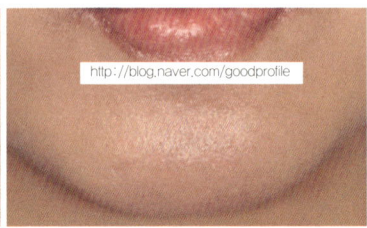

턱끝수술 후 호두주름과 홈이 생긴 턱   재수술로 주름을 펴준 턱

이 환자는 턱끝에 전혀 힘을 주지 않은 상태에서도 턱끝 주름이 심하게 일그러집니다. 턱끝에 주름뿐 아니라 주름과 입술 사이에 가로로 길게 홈도 패여 있습니다.

타 병원에서 턱끝수술을 받을 때 턱끝 근육이 제대로 봉합이 되지 않아 심한 턱끝 호두주름이 생겼습니다. 문제점을 환자에게 설명하고 앞으로 턱끝 재배치 수술을 받아야 한다는 말씀드렸습니다. 그런데 첫 수술을 받은 병원에서 수술하신 원장님이 '원래 턱끝수술 시 근육은 봉합하지 않아도 된다'고 하셨다는군요. 환자분께서 잠시 혼란에 빠지셨으나 흔쾌히 저를 믿고 턱끝 근육 재배치 수술을 결심하셨죠.

턱끝 근육을 다시 열고 들어가 재배치 수술을 했습니다. 수술 부위는 좁지만 결코 쉽지는 않습니다. 아마 첫 수술 후에 주름이 생긴 것도 근육이 다른 살들과 구분이 잘 되지 않아 의사가 어려움을 겪었을 것으로 생각이 됩니다. 첫 수술 때도 근육을 구분하기 쉽지 않은데, 재수술은 첫 수술로 인해 모든 살들이 유착되어 있고 엉겨 있어 구분이 더욱 어렵겠죠. 많은 경험이 필요한 부분입니다. 쉽지 않은 수술이었지만 수술 후 깨끗하게 주름이 펴지고 홈이 없어져 환자도 매우 만족했던 경우입니다.

턱끝수술 후에 생기는 부작용인 턱끝 주름은 생기고 난 후 치료도 중요하지만, 생기기 전에 턱끝수술 시 근육을 제대로 재배치시켜 봉합을 하는 것이 무엇보다 중요합니다.

그런데 문제는 사진상으로는 턱끝 근육이 잘 보이지만 실제 수술실에 들어가서 입안 점막절개를 하고 보면 피에 물들기 때문에 근육인지 다른 연부조직인지 구분이 안 된다는 것이죠. 그래서 경험이 중요한 것입니다.

4부

실패 없는
얼굴뼈수술

01___
병원에 유령이
살고 있다

"원장님이 직접 수술하세요?"

대형 성형외과의 쉐도우닥터가 사회문제가 되면서 상담 시 환자들이 종종 묻는 질문입니다.

흔히 성형외과 의사들 중에 '페이닥터' 혹은 '쉐도우닥터'라고 불리는 경우가 있습니다. 페이닥터란 개업을 하지 않고 월급을 받으며 일을 하는 봉직의입니다. 흔히 사회적으로 문제가 되는 경우는 페이닥터가 아니라 쉐도우닥터, 일명 '유령의사'입니다. 물론 쉐도우닥터는 전부 페이닥터에 속하죠. 그렇다고 모든 페이닥터가 쉐도우닥터는 아니니 혼돈하지 말아주세요.

쉐도우닥터, 즉 유령의사는 상담한 의사 대신 들어와서 말 그대로 그림자처럼 유령처럼 수술해주는 의사를 말합니다. 즉, 상담은 유명한 성형외과 대표 원장님이 하고, 그분이 수술하는 줄 알았는데 막상 전신마취가 되면 다른 의사가 들어와서 수술을 하는 것이죠. 이런 쉐도우닥터

들은 성형외과 전문의가 아닐 수도 있지만 전문의인 경우도 많습니다.

그럼 성형외과 전문의인데 왜 문제가 되는 것일까요?

과대광고에 속지 말고 유령수술에 당하지 마세요!!

수술에 대한 모든 책임을 지고, 수술결과에 대한 약속을 이행해야 할 집도의사가 아닌 정체 불명의 사람(의사가 아닌 경우도 다수 있음)이 환자와 보호자를 속인 채 수술을 실행하는 위험한 범죄행위를 '유령수술'이라고 합니다. '유령수술'은 2008년도 이후 광고를 통해 병원을 대형화시킨 다수의 의사를 고용한 몇몇 대형성형외과에서 벌어지고 있는데, 무려 십만 여 명 이상이 유령수술의 피해를 당했으며, 유령수술의 실체를 숨기기 위하여 불필요한 수면, 전신 마취 상태에 있었던 환자들은 위험한 상황과 생명의 위협까지 받는 부작용이 생겨도 대형병원을 상대로 이길 수 없는 싸움을 포기한 것으로 파악되었습니다.

지난 4월 10일 '대한성형외과의사회'에서는 'G성형외과 의료사고와 유령수술'에 대하여 기자회견을 하였습니다. 하지만 아직까지도 지나친 광고를 충당하고 인건비를 아껴서 이익을 극대화하려는 병의원들 사이에서 근절되지 않고 있는 것으로 파악됩니다.

미용성형수술의 완성도 높은 결과는 오로지 다년간의 수련을 통해서 수술노하우가 축적된 성형외과전문의가 환자의 상태에 대한 기본적이고, 면밀한 진찰을 하여 수술계획을 수립하고 실행해야만 나올 수 있다는 점을 환자분들이 아셔야 합니다.

'대한성형외과의사회'에서는 '유령수술을 환자의 생명과 안전을 직접적으로 위협하는 암세포'로 단정하고, 사회가 '유령수술'이라는 암세포로부터 치유될 때까지 감시를 철저히 하고, 근절방안을 각계각층의 지도층과 협의하여 보강입법에도 참여할 것입니다.

대한성형외과의사회에서 발표한 쉐도우닥터 유령의사 없애기 발표 내용입니다.

법적인 문제는 차치하고 성형외과 전문의임에도 문제가 되는 이유는 첫째, 성형외과 의사와 환자 사이에 기본적인 신뢰에 반하기 때문입니다. 환자는 상담한 의사를 믿고 수술대에 눕습니다. 또한 상담한 의사가 자신을 한 단계 업그레이드해줄 것이라는 희망을 가지고 전신마취에 들어가죠. 그런데 전신마취에 들어간 사이 다른 의사가 수술을 한다면 그 병원과 의사에 대해 신뢰할 수 있겠습니까?

둘째, 담당 주치의가 아니기 때문에 과연 최선을 다해 의사로서의 책임을 다할 수 있을 것인가 입니다. 쉐도우닥터 입장에서는 수술을 받는 환자가 대표 원장의 환자라는 인식이 있을 수 있습니다. 성형수술 후 발생할 수 있는 합병증이나 부작용의 책임 또한 상담을 했던 대표 원장에게 있기 때문에 환자에 대한 책임감이 덜할 수 있습니다.

셋째, 성형수술이 잘되더라도 환자가 원하는 대로 결과가 나올 수 없습니다. 간혹 재수술 상담을 오시는 환자분들을 보면 원하는 바와 반대로 결과가 나왔다고 하시는 분도 있습니다.

상담은 이 원장이 했는데 수술은 저 원장이 하니 당연한 결과겠지요. 특히 성형수술은 질병을 치료하는 수술이 아니라 환자의 콤플렉스를 해결하고자 하는 수술이기 때문에 소위 말하는 환자의 니즈(Needs)에 맞춰주어야 하는데, 콤플렉스를 들은 의사가 아닌 다른 의사가 수술을 한다면 환자가 요구했던 콤플렉스나 정확한 수술 포인트 등을 놓칠 수 있습니다.

저는 상담부터 수술은 물론, 수술 후 치료까지 직접 합니다. 수술 시에도 절개부터 봉합까지 치료도 직접 하지요. 실밥 제거까지도요.

물론 간호사도 훌륭하지만 수술을 집도한 의사가 직접 보아야 수술 결과를 판단할 수 있고, 만에 하나 혹시나 있을지 모르는 부작용, 합병증 등을 조기에 발견하고 빨리 치료할 수 있기 때문입니다. 물론 누구에게도 맡기지 못하고 제가 직접 해야 직성이 풀리는 성격 탓이기도 합니다.

어떤 환자분께서 타 병원에서 안면윤곽수술을 받고 10일 만에 저를 찾아오셨습니다. '수술을 받은지 이제 겨우 10일인데 왜 저를 찾아오셨냐고 물었더니 수술을 한 병원에서는 수술 후 6개월이 지나야 수술을 집도한 원장을 뵐 수가 있다고 했다는군요.

그래서 저에게 수술 결과를 점검받기 위해 오신 것이죠. 그래서 '치료는 그러면 누가 하냐'고 물었더니, 치료 또한 간호사들이 다 한다고 합니다.

제가 화가 나서 환자분께 한마디 했습니다.

"몇 만 원짜리 전자제품을 사서 고장이 나도 대기업 AS센터에 전화해서 그날 직접 봐달라고 난리를 치시면서, 어떻게 수백 만원 혹은 천 만원이 넘는 돈을 내고 수술을 받는데 수술한 의사 얼굴조차 보지 못하는 대접을 받으시나요? 당당하게 병원에 요구하세요!"

유령의사 못지않게 위험한 의사는 바로 실력이 부족한 의사입니다.

물론 아직 많이 부족한 제 입장에서 이런 말씀을 드리기가 매우 조심스럽습니다. 환자의 입장에서 내 얼굴을 맡길 실력 있는 의사를 찾는 것은 결코 쉬운 일은 아닐 것입니다. 환자가 의사에 대해 정보를 얻는 방법은 방송이나 매스컴에 출연해 유명세를 얻었거나, 인터넷상에서 광고나 커뮤니티의 후기로 간접정보를 얻는 방법 등입니다.

성형수술의 끝판왕으로 불리는 양악수술을 예로 들어 충격적인 이야기를 하나 하자면, 우리나라에는 양악수술 전문 수련병원이 없습니다.

양악수술은 메이크오버쇼에서도 빠지지 않는 수술이며, 양악수술을 받은 연예인들도 많죠. 양악 전문의로 방송에 등장하고 광고도 합니다. 양악수술은 얼굴뼈수술 중에서 가장 큰 수술 중 하나이며, 양악수술의 부작용은 환자의 생명과 직결될 정도로 중요한 문제임에도 불구하고 양악수술 전문 수련병원은 국내에 없습니다.

대부분 레지던트 시절 교수님께서 양악수술을 하시는 걸 몇 차례 보고 개원가에 나와 수술을 하거나, 해외에 있는 전문병원에 잠시 1~2개월 들러서 그야말로 참관을 한 뒤 전체 수술 과정을 처음으로 집도하는 것은 개원해 혼자서 하는 경우가 많습니다. 양악수술 붐이 일고 난 후 수많은 양악수술 사망사고와 부작용이 연이어 터져나온 것은 바로 이 때문입니다.

안면윤곽수술도 마찬가지입니다. 안면윤곽수술의 수요도 점차 증가하며 이 병원 저 병원 할 것 없이 안면윤곽센터를 오픈하고 안면윤곽전문의라는 명칭을 쓰고 광고도 하고 있습니다.

사실 저도 안면윤곽을 전문으로 하고 있지만, 안면윤곽의라는 세부 전문의 제도가 있는 것이 아닙니다. 안면윤곽은 성형외과의 한 분야입니다. 다만 전문의 자격 취득 후 이 분야에서 더욱 전문적인 수련을 받는 것이죠.

저는 전문의 자격 취득 후 세브란스 병원에서 두개안면 분야에 중점을 두고 전임의로 1년간 활동을 했고, 이후 대만에 있는 양악수술의 메카라 불리는 장경기념병원에서 1년간 교수직인 정규 전임의(International Fellowship)로 수많은 양악수술 및 안면윤곽수술을 하고 돌아왔습니다.

이를 바탕으로 한국에 들어와 양악수술과 돌출입수술을 포함한 악교정수술과 안면윤곽수술만을 중점적으로 진료하고 있습니다. 눈, 코 수술은 이제 못합니다.

이렇듯 안면윤곽 전문의라는 특별한 인증이 없기 때문에 반드시 성형외과 전문의 취득 후 어느 뼈 전문병원에서 얼마의 기간 동안 전문적인 수련을 받았는지, 수술 경험이 어느 정도 되는지 꼭 살피는 것이 중요합니다. 전문의 자격증은 시험만 합격하면 모든 성형외과 레지던트들에게 다 부여되기 때문입니다.

외국의 경우 양악수술이나 안면윤곽수술의 경우 매우 특수한 분야로 인식되어 있어, 성형외과 전문의 취득 후에 장경기념병원 같은 뼈 전문병원에서 수년간 수련을 받아야만 할 수 있는 수술입니다. 함부로 엄두를 내지 않죠.

제가 해외연수 시절 친하게 지내는 친구들이 몇 명 있습니다. 이 책의 추천사를 써준 호주 성형외과의사이자 저의 절친인 Raymond, 이태리 성형외과의사인 Francesco, 말레이시아 성형외과의사인 Leow를 비롯해 일본, 태국, 중국 등에 거주하는 친구들이 1년에 한 번 정도 모입니다. 그때 성형수술 사고 얘기가 빠질 수 없겠죠. 제가 한국에서는 성형수술 받다가 1년에 한 명 정도 죽는다고 얘기를 합니다.

그러면 그 친구들은 백이면 백 묻습니다.

"지방흡입이지?" 치명적인 지방색전증을 말하는 것이지요.

"아니, 양악수술받다가 사망해. 안타까운 일이야."

제가 대답하면 친구들은 반문합니다.

"성형외과전문의 자격증을 취득하고 나서도 뼈 전문병원에서 수년간 수련을 받아 베테랑이 되어야 양악수술을 할 수 있는데, 어떻게 사망사고가 날 수 있지?"

이에 대해 우리나라 현실을 얘기해주면 외국인 친구들은 'Unbeliev-able'이라며, 믿지 않습니다.

의료진의 전문의 여부나 경력을 판단할 때 진료실 벽에 걸린 일명 '증서(Certificate)'를 보셔도 되지만 이를 볼 때도 내용이나 기간을 잘 보셔야 합니다. 단순히 참석하고 나서 받은 증서인지 아니면 실제 수술 등에 참관하고 수련을 받은 증서인지 아셔야겠지요.

판단이 쉽지는 않지만 일단 연수 기간만이라도 확인해 보시기 바랍니다. 단순히 2~3일 혹은 1~2달 다녀와 받은 '증서'는 실상 별 의미가 없지만 겉으로 보기에는 굉장히 그럴듯하게 멋있어 보이거든요. 그 외 어느 학교를 졸업했고, 어느 대학병원에서 전공의 수련을 받았는지 어느 병원에서 전임의 시절을 보냈는지도 중요하게 보셔야 할 것 같습니다. 큰 수술, 특히 양악수술 케이스가 없어서 전공의나 전임의 수련 기간 동안 양악수술을 거의 보지 못하는 학교나 병원도 많습니다.

지난 2월경 우리나라 4대 의과대학을 졸업하고 5대 대형병원에서 성형외과 수련을 마친 전문의 선생님이 우리 병원에 제가 집도하는 얼굴뼈수술을 참관하러 오셨습니다. 내노라는 큰 병원에서 수련을 받았는데도 양악수술을 한 번도 본 적이 없다더군요. 이것이 현실입니다.

양악전문의, 안면윤곽전문의라는 제도나 증명서는 없다는 것을 인지하시고, 방송이나 인터넷, 광고보다는 원장의 경력을 꼼꼼히 살피고 심사숙고하여 수술받을 병원과 의사를 선택하시길 바랍니다.

02

사망사고를 막는
얼굴뼈 병원의 조건

"○○병원에서 양악수술 환자가 죽었대요.
  그래서 여기 왔어요."

사실 양악수술을 전문으로 전공하기 위해 제가 대만 장경기념병원
으로 연수를 나갈 때만 해도 우리나라에 양악수술을 아는 일반인들은
거의 없었습니다. 그런데 1년 후에 돌아오니 온 국민이 다 아는 그야말
로 쌍꺼풀수술 같은 일반 성형수술이 되어 있더군요. 국민들은 드라마
틱한 외모 변화에 열광하고 의사들은 너나 할 것 없이 수술을 하고 있
었습니다.

심지어는 돌출입수술을 참관조차 해본 적 없는 의사가 스타벅스에
서 제가 1시간 동안 해준 설명만 듣고 돌출입수술을 하는가 하면, 양악
수술 한 번 안 해본 분이 인터넷에는 양악전문의로 되어 있으니 헛웃음
이 나더군요.

양악수술이 절대로 필요한 환자에게는 양악수술만큼 드라마틱한 수

술이 없을 것입니다. 그러나 최근의 양악수술의 추세를 보면 과도한 광고로 인한 환자들의 그릇된 기대심 또한 많은 것 같아 마음이 좋지 않습니다.

전국의 성형외과는 대략 1300여 개이며 그중 강남에만 전국 성형외과의 35%, 서울 전체 성형외과의 70%가 몰려 있습니다. 성형외과가 밀집한 강남역, 신사역 등을 걷다 보면 한 건물에 2~3개의 성형외과가 있는 경우도 흔하게 볼 수 있습니다.

이렇게 경쟁이 치열하다 보니 광고와 마케팅으로 고객의 눈에 띄어야 살아남을 수 있는 것이죠. 저 역시 병원을 운영해보니 마케팅을 등한시할 수는 없더군요.

그러나 문제는 본질은 무시하고 마케팅과 광고로만 포장된 병원입니다. 기본적인 안전 설비도 갖추지 않고, 수술 실력은 형편이 없는데도 불구하고 그럴듯하게 포장해 환자들을 현혹시키는 것입니다.

안전한 얼굴뼈 전문병원의 조건을 '의사와 병원 시스템' 두 가지 측면에서 설명해 드리겠습니다.

먼저 의료진의 경우 앞서 말씀드린 경력 및 경험을 잘 확인해보는 것은 필수이며, 이를 바탕으로 임상적으로 모든 얼굴뼈수술에 정통하고 전문성을 갖추고 있어야 합니다.

즉, 가장 간단한 보형물을 이용한 수술부터 사각턱수술, 광대수술 같은 안면윤곽수술 그리고 양악수술까지 모두 가능해야만 합니다. 그래야만 환자마다 모두 다른 얼굴을 정확하게 진단을 하고 환자에게 맞는 수술을 권할 수가 있겠지요.

연구 부분도 따져 보셔야 합니다. 그 지표는 바로 논문입니다. 국제학술지 SCI급 논문이면 더욱 말할 필요가 없겠죠. 또한 논문의 내용도 살펴서야 합니다. 안면윤곽전문의라고 하는데 논문 내용이 흉터 치료나 피부이식, 모발이식 같이 안면윤곽수술과 전혀 관련이 없는 논문이면 소용없습니다. 반드시 안면윤곽수술 혹은 양악수술에 관한 내용의 논문이어야겠습니다.

병원 시스템도 중요합니다. 특히 성형수술 중 수술시간이 길고, 회복도 오래 걸리는 안면윤곽이나 양악수술을 고려하고 있다면 병원에 안전 시스템을 꼼꼼하게 따져 보아야 합니다. 뉴스에서 보셨다시피 양악이나 안면윤곽 사고는 사망까지 이어질 수 있습니다. 1차적으로는 수술을 집도하는 의사의 문제겠지만, 병원 안전 시스템의 부재가 더 큰 부작용을 만들고 심지어 사망까지 이어지게 합니다.

가족이나 지인 중에 대학병원에서 수술받은 경험이 있다면, 수술이 끝났는데 병실로 오지 않고 수술실 입구에 회복 중이라고 써 있는 걸 보셨을 겁니다. 즉 수술이 끝나고 바로 마취 회복이 되는 것이 아니기 때문에 마취로부터 완벽하게 깰 때까지 완벽한 통제가 되는 회복실이 필요합니다.

수술 후 마취 회복실이 필수라는 말입니다. 또한 양악수술의 경우 집중관리실에서의 집중치료 및 관리가 필요합니다. 그 외 응급처치에 필요한 약물이나 장비 및 정전을 대비한 자가발전 시스템 등은 꼭 갖추어야 하는 기본시설이죠.

또 하나, 병원을 평가할 때 한두 가지 부작용이 있었다는 사실만으로 병원의 실력을 판단해서는 안됩니다. 아무리 훌륭한 의사가 수술을 해도, 아무리 잘해도 부작용이 완전히 없을 수는 없습니다.

광고나 매스컴에 나오는 유명한 분들도 부작용을 피해 갈 수 없습니다. 대신 만에 하나 생길 수 있는 부작용이라도 수술 전에 환자에게 설명을 해야 하고, 만약 어떤 부작용이라도 생겼을 때는 해결을 할 수 있는 대처법을 집도의는 알고 있어야 합니다.

수술 전에 아무런 설명 없이 무조건 좋을 것이란 말만 하거나 경험과 대책 없이 수술하고 난 후 부작용이 속출하고 그 대처 또한 제대로 하지 못하는 병원이라면 문제가 있는 병원입니다.

하지만 인터넷에 떠도는 한두 개의 일명 '악성 댓글'로 병원이나 의사를 판단하지 말아주셨으면 합니다. 실제 상담을 하다 보면 '○○병원에서 안 좋은 일이 있었다'라는 말을 듣고 저한테 왔다고 말씀하시는 분들도 많이 계십니다.

그런 말씀을 하시면 저도 땀이 납니다. 물론 저를 알고 찾아주신 것은 고맙지만 저도 그 상황이 될 수가 있기 때문이죠. 가끔은 경쟁 병원에서 고의로 악성댓글을 다는 경우도 있다고 합니다.

이렇게 수술하는 의사의 자질과 병원 시스템을 꼼꼼히 따져보고 수술을 받으신다면 환자분들이 걱정하시는 부작용이나 사고는 일어나지 않을 것입니다.

원칙으로 수술하라

"원장님만의 수술 방법을 고집하시는 건 아닌가요?"

어떤 환자분께서 제 블로그에 덧글로 문의를 주셨습니다. 오랫동안 블로그에 양악수술, 안면윤곽수술의 원칙적인 방법의 중요성에 대해 포스팅 해왔고, 원칙을 지키지 않은 수술을 했을 때 나타나는 부작용들에 대해 알려왔기 때문입니다.

"원장님께서도 원장님의 방법만을 고집하시는지요? 원장님이 고집하는 수술 방법이 확실한 방법이 아니면 어쩌나요? 다양한 수술 방법이 있는 거니까 무례하지만 저한테는 너무 중요해서 여쭤봅니다."

안면윤곽이든 양악수술이든 제 블로그에 기술된 내용 중에 저만의 수술 방법은 하나도 없습니다. 저만의 수술 방법이기 때문에 제 책이나 블로그에 그 수술 방법이 옳다고 말씀드리는 것이 아니고, 옳은 방법이고 검증된 방법만을 알려드리는 것입니다. 사각턱수술이나 광대축소술, 혹은 턱끝수술 같은 안면윤곽이든, 양악이나 돌출입수술 같은 악교정수술이든 저만의 방법이 아니고 오랜 기간 동안 검증된 교과서에 나오는 방법들입니다.

저도 지금 새로운 수술 방법을 몇 가지 연구를 하고 있습니다. 이러한 수술 방법은 개발이 되면 제가 항상 강조하는 명망 있는 국제학술지 (SCI급 저널)에 발표를 하고 전 세계 성형외과의사들에게 판단을 받고 실행을 하게 됩니다.

물론 이러한 학술지에 발표가 되었다고 해서 다 검증이 되고 옳은 수술 방법은 아닙니다. 새로운 수술 방법으로 인한 부작용이나 다른 부분들에 대해서도 수년간에 걸쳐 충분한 논의가 이루어져야 비로소 적용을 하게 됩니다.

다음은 성형외과학에서 가장 권위 있는 국제학술지(SCI저널)입니다. 저도 이 저널에 2편의 뼈수술 관련 논문을 실었습니다.

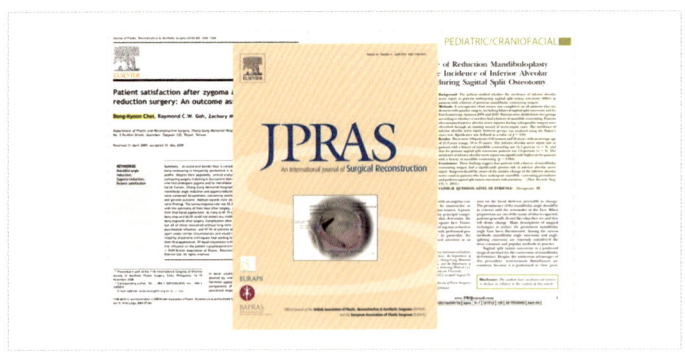

- Patient Satisfaction after Zygoma and Mandible reduction surgery: An Outcome
  Assessment [Journal of Plastic, Reconstructive & Aesthetic Surgery 63(8): 1260, 2010]
- The Influence of Reduction Mandibuloplasty History on the Incidence of Inferior Alveolar
  Nerve Injury during Sagittal Split Osteotomy
  [Journal of Plastic, Reconstructive & Aesthetic Surgery 131(2): 231, 2013]

다음 논문은 두개악안면외과 즉 얼굴뼈수술의 가장 권위 있는 국제 학술지(SCI급 저널)입니다. 이 저널에 3편의 양악수술 관련 논문을 실었습니다.

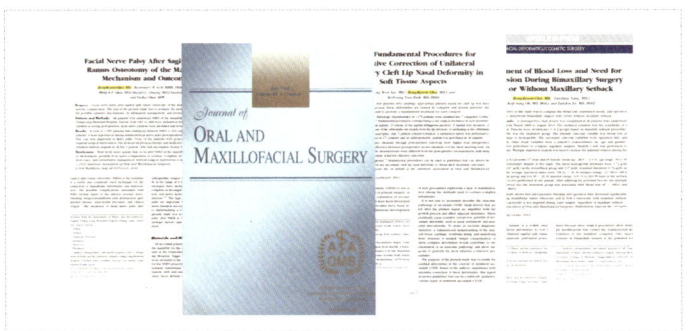

- Facial Nerve Palsy After Sagittal Split Ramus Osteotomy of the Mandible: Mecahn ism and Outcomes *[68(7): 1615, 2010]*
- *Seven Fundamental Procedures for Definitive Correction of Unilateral Secondary Cleft Lip Nasal Deformity in Soft Tissue Aspects* *[69(11): 420, 2011]*
- Assessment of Blood Loss and Need for Transfusion During Bimaxillary Surgery With or Without Maxillary Setback *[71(2): 358, 2013]*

세상에 그 어떤 분야의 실험, 개발보다 수술 기술이나 의약품 실험 개발은 더욱 신중에 신중을 더하고 오랜 기간을 거쳐 확실하게 검증이 되어야 합니다. 왜냐하면 하나밖에 없는 생명, 우리 몸에 적용을 하기 때문이죠.

물론 책이나 블로그에는 원칙적으로 검증된 수술 방법들을 게재하였지만 제 개인적인 노하우는 있을 수 있습니다.

예를 들어, 양악수술 시 양악 부작용인 하치조신경이 다치지 않게 절골하는 법, 양악수술 시 출혈을 적게 해서 수혈을 하지 않는 무수혈 양악수술법, 사각턱수술을 할 때 긴곡선으로 절골하는 법, 광대축소술의 부작용인 볼처짐이 없게 하는 법, 돌출입수술 시 가장 큰 부작용인 과교정을 줄이는 방법, 턱끝수술 부작용인 치아 손상과 신경 손상이 없게 하는 방법 등 이런 노하우는 제가 가지고 있는 것이고, 저 뿐 아니라 모든 원장님들이 각자의 자신만의 노하우를 가지고 있을 수 있습니다.

제가 책이나 블로그를 통해 전달하고자 하는 바는 진단이든 수술이든 유행을 따르기보다는 '원칙과 기본에 충실해야 한다'는 것입니다.

첨단 장비인 3D-CT의 촬영 여부가 중요한 것이 아니라 뼈수술에서 가장 기본적인 엑스레이 검사부터 하고 제대로 판독해 충분히 이용할 줄 알아야 한다는 이야기입니다.

'기본'이 왜 '기본'일까요? 전반적인 내용을 모두 담고 있고 가장 근본이 되는 정보를 모두 가지고 있기 때문 아닐까요?

재수술에도 원칙이 있습니다. 어느 환자분은 첫 광대축소술을 타 병원에서 받고 저에게 재수술을 문의하러 오셨습니다. 그런데 첫 수술을 받은 지 불과 2~3개월밖에 지나지 않은 상태였습니다.

그래서 지금은 재수술 시점이 아니니 3~4개월이 더 지나서 다시 방문해 재수술을 계획하자고 말씀드렸습니다. 그리고 덧붙여 다른 병원을 가시면 지금 바로 하자는 병원이 반드시 있을 것이나 절대 지금 하지 말라고 당부드렸습니다.

하지만 그분은 재수술의 원칙을 깨고 다른 병원에서 그 사이 재수술을 받았습니다. 그 결과 다시 저에게 와서 세 번째 수술을 받았죠. 대부분의 병원은 일단 환자를 놓치지 않아야 한다고 생각합니다. 그래서

'수술의 원칙'보다는 '수익의 원칙'을 먼저 생각한 듯합니다.

원칙을 지키지 않은 재수술이 잘될 이유가 없습니다. 실제 제가 '기다리세요'라고 말씀드린 환자분 중에 다른 병원에서 그사이 재수술을 받고 저에게 다시 와서 세 번째, 네 번째 수술을 받는 환자분들이 많습니다.

저도 빨리 재수술을 하면 병원 수입이 올라가는데 왜 '기다리세요'라고 고집스럽게 말할까요?

의사에게도 수술의 기본과 원칙을 지켜야 할 의무가 있듯이 환자분들도 수술 후 가장 기본적인 주의사항의 원칙을 지켜주시기 바랍니다. 하나뿐인 소중한 얼굴이잖아요.

최봉균 원장의
양악수술 · 안면윤곽이야기
(사각턱, 광대, 턱끝수술)

초판 1쇄 | 2016년 9월 30일

지은이 | 최봉균
펴낸이 | 이금석
기획 · 편집 | 박수진
디자인 | 한은희
마케팅 | 곽순식
경영 지원 | 현란
펴낸 곳 | 도서출판 무한
등록일 | 1993년 4월 2일
등록번호 | 제3-468호
주소 | 서울 마포구 서교동 469-19
전화 | 02)322-6144
팩스 | 02)325-6143
홈페이지 | www.muhan-book.co.kr
e-mail | muhanbook7@naver.com

가격 13,500원
ISBN 978-89-5601-342-8 (13510)

잘못된 책은 교환해 드립니다.